LOIS PHYSIOLOGIQUES.

IMPRIMERIE DE Mme Ve BONDEY-DUPRÉ,
rue Saint-Louis, 46, au Marais.

LOIS
PHYSIOLOGIQUES

PAR

B. MOJON,

TRADUITES DE L'ITALIEN,

AVEC DES ADDITIONS ET DES NOTES,

PAR M. LE BARON MICHEL

OFFICIER DE L'ORDRE ROYAL DE LA LÉGION D'HONNEUR,

Docteur médecin principal de première classe au comité de visite de l'état-major général de la première division militaire, de la place de Paris, des prisons militaires, consultant de la maison royale de Saint-Denis, membre de plusieurs Sociétés et Académies médicales et scientifiques françaises et étrangères, ex-médecin en chef des hôpitaux militaires de Rome, et du Gros-Caillou à Paris.

Deuxième Édition.

PARIS.

FORTIN, MASSON ET Cⁱᵉ LIBRAIRES-ÉDITEURS,

1, PLACE DE L'ÉCOLE DE MÉDECINE.

1842

AVERTISSEMENT.

L'accueil favorable que les *Lois physiologiques* du professeur Mojon obtinrent en Italie, où elles furent adoptées comme un ouvrage classique, et les éloges qu'en firent dans le temps les Moscati, Scarpa, Mascagni, Tommasini, Borda, et tant d'autres illustrations médicales, m'engagea, en 1806, à traduire ces Lois en français. Depuis cette époque, le livre du physiologiste génois a eu plusieurs éditions, et il a été traduit en espagnol par le professeur Ortega, et en anglais par les médecins Skine et Warden.

Mais un ouvrage de cette nature devait suivre la marche progressive de la physiologie. Une nouvelle édition, considérablement augmentée, devenait indispensable pour constater d'une manière précise le point de perfectionnement de cette partie de la médecine qui a appartenu si long-temps au domaine de l'imagination. Cette tâche vient d'être remplie par le docteur Mojon. Résidant à Paris, il a pu, par ses relations avec nos savants physiologistes, et en consultant nos riches bibliothèques, agrandir son code de physique animale, et l'élever à la hauteur de la science actuelle.

L'auteur a groupé d'une manière concise et presque mathématique tous les faits connus qu'il a extraits d'ouvrages volumineux sur la physiologie : il en a élagué les détails inutiles et les hypothèses vaguement énoncées qui surchargent la mémoire, sans jamais l'enrichir.

J'ai pensé qu'une nouvelle traduction de ces Lois, où les fonctions les plus mystérieuses de notre organisation sont mises à nu, que ce véritable monument élevé à l'anthropologie, serait goûté en France, où le désir du progrès est devenu un besoin impérieux et nécessaire à notre esprit avide de choses rationnelles. C'est surtout dans notre art que ce besoin se fait sentir : car la médecine a pris un tel essor, les connaissances qu'elle exige sont si variées, qu'on ne saurait apporter trop d'ordre dans l'étude des sciences qui s'y rattachent.

Profitant de mes anciennes et intimes liaisons d'amitié avec l'auteur, j'ai pu sous ses yeux traduire le texte, en conserver la précision, sans en affaiblir le sens et la pensée. Je rapporte non-seulement les notes que j'avais mises dans la première édition; j'en ai même ajouté d'autres qui serviront à l'explication et à l'intelligence de plusieurs lois nouvelles déduites de découvertes récentes dont les théories sont peu connues, et de celles à l'occasion desquelles ce physiologiste, voulant éviter la prolixité, est tombé dans un excès contraire.

Le lecteur verra combien il était difficile de présenter autant de faits dans un cadre aussi étroit. L'auteur a véritablement donné à la connaissance des actes de la vie une marche tout-à-fait analytique, puisqu'il a dit en peu de mots ce qui se trouve délayé dans une phraséologie inutile sur l'existence des êtres animés.

La science de la vie, quoique progressive, n'a fait, il faut l'avouer, aucun pas remarquable depuis la publication de ces *Lois*, en 1834. J'ai cependant ajouté, dans cette seconde édition, quelques lois nouvelles ou omises, et pour ne pas nuire à l'ordre adopté par l'auteur, il m'a paru qu'il valait mieux les placer à la fin du volume que de les mettre au bas de chaque page en guise de notes.

J'ai conservé l'appendice qui concerne les tempéraments et les variétés de l'espèce humaine établies d'après l'opinion d'un grand nombre d'auteurs ; car si une foule de circonstances très-variables peuvent modifier de mille manières les tempéraments des individus, et les caractères propres à chaque variété ou à chaque race, il en restera toujours assez pour les reconnaître et pouvoir les classer.

J'espère qu'en parlant des tempéraments, les phrénologistes, dont j'apprécie dans certains cas les utiles travaux, me permettront d'entrevoir quelques relations sympathiques des viscères avec le cerveau, sans pourtant prétendre tracer une ligne de démarcation entre la psychologie instinctive et la psychologie intelligente.

J'ai cru devoir aussi rapporter le tableau synoptique de l'homme, dont le docteur Skine a enrichi sa traduction anglaise.

Ce code de lois physiologiques intéresse donc tout à la fois le médecin et le psychologue, l'homme de lettres et le légiste.

Il convient surtout aux officiers de santé militaires, qui, en raison de leur fréquent déplacement ne peuvent pas avoir beaucoup de livres; ils y trouveront tout ce que la phy-

siologie animale offre d'utile et d'intéressant
à connaître. Nous ferons observer d'ailleurs
que S. E. le ministre de la guerre a or-
donné par sa décision du 19 novembre 1841
que dans tous les hôpitaux militaires de l'intérieur et de l'Algérie, autres que ceux d'in-
struction et de perfectionnement, le médecin en chef ferait, pendant l'hiver, un cours
élémentaire de physiologie.

Sans vouloir pénétrer trop profondément
dans les mystères de la vie, on aime à connaître les phénomènes positifs de l'organisme
vivant; sous ce point de vue, ces Lois peuvent
remplacer les ouvrages volumineux et nombreux écrits sur cette matière. Le succès
que ce code a déjà obtenu dans le monde
savant, et le jugement qu'ont porté sur cette
traduction les journaux scientifiques français

et étrangers, nous dispensent d'en dire davantage (1).

Mon but enfin sera rempli si je puis, par cette traduction, donner aux gens du monde le goût d'une science qui me semble le complément d'une bonne éducation, fixer l'attention des étudiants embarrassés de choisir dans l'immense série d'écrits consacrés aux minutieuses controverses sur la physique animale, et faciliter aux jeunes médecins le classement de faits physiologiques dont l'ensemble constitue la science de l'homme.

Ce 2 février 1842.

Baron MICHEL.

(1) *Gazette médicale* du 15 novembre 1834; celle des *Hôpitaux civils et militaires*, 1ᵉʳ novembre, nᵒ 30; le *Journal des Progrès des Sciences médicales*, décembre 1834; celui de la *Société des Sciences physico-chimiques*, t. II, p. 367, etc.

PRÉFACE.

L'on entend par physiologie la connaissance de toutes les fonctions qui s'opèrent chez les êtres vivans, dans leur état normal. L'analyse de cette science a clairement démontré que les faits soumis à son empire sont appuyés sur des expériences exactes, des vérités incontestables, et que les lois générales de l'univers expliquent la plus grande partie des phénomènes qui s'opèrent dans les êtres animés. Quelques savans prétendent cependant encore que la physiologie est entièrement du domaine des hypothèses; d'autres veulent qu'il y ait un principe vital, tout-à-fait indépendant des lois de la physique : la science de l'organisation est, d'après eux, dans son berceau, et l'homme ne parviendra jamais à en découvrir les mystères. Ils répètent de cette manière, à l'égard de la physique animale, ce qui a été dit contre la médecine, depuis Hippocrate jusqu'à nos jours.

Si les grands expérimentateurs qui nous ont précédés se fussent laissé influencer par le langage de ces stationnaires,

la science de la vie n'aurait point éclairé
le mécanisme de nos organes; leurs fonctions seraient encore indéterminées, et
tous les faits qu'elle nous explique, relatifs à la circulation, à la sécrétion, à l'absorption, à la génération, ne seraient encore pour nous qu'un vrai dédale. Les
lois fondamentales de la sensibilité et de
l'irritabilité, loin d'être réduites en dogme,
ne seraient regardées tout au plus que
comme des probabilités hypothétiques :
mais, grâce à cette science progressive,
les phénomènes de la vision se démontrent la physique à la main; l'œil n'est plus
qu'un instrument de dioptrique, l'oreille
qu'un appareil d'acoustique. Les forces
musculaires et les mouvemens progressifs
de l'homme et des animaux sont soumis à
un rigoureux calcul; et la force impulsive
des humeurs, dans le système vasculaire,

est calculée à sa valeur. La chimie, par ses
heureuses applications à la physiologie,
nous montre évidemment les phénomènes
de la sanguification, de la calorification,
de la respiration et de la digestion : de
sorte que, en plaçant parmi les sciences
exactes celle de l'économie animale, on
est enfin arrivé à paralyser cette fureur
de reporter toutes les actions des corps
vivans à un principe unique; principe
abstrait et purement imaginaire. En physiologie, rien ne s'explique clairement,
aussitôt qu'on a recours aux inconnus,
aux inappréciables, aux causes occultes,
dont l'action se trouve tout-à-fait hors des
limites du pouvoir de nos sens.

L'homme n'est certainement pas né
pour être un objet éternel d'énigme à lui-
même. Si la physique morte nous offre
des problèmes encore non résolus, parmi

les phénomènes qu'elle présente, nous ne devons pas nous étonner qu'il y en ait aussi quelques-uns pour la physique vivante. Mais, quoi qu'on en puisse dire, tous les théorèmes dont se compose l'anthropologie sont assez bien sentis, formulés, démontrés, pour ne pas être généralement reçus : l'expérience et la raison nous forcent de les admettre, et de les placer à côté des lois ordinaires de la matière.

La philosophie du dix-neuvième siècle s'est tellement et si sagement émancipée, qu'il n'y a plus à craindre que l'esprit humain puisse rétrograder. C'est à une physique éclairée de scruter la substance intime des corps, d'en rechercher la nature, les propriétés, et de déterminer l'influence que plusieurs d'entre eux exercent sur les systèmes vivans. Il est bien certain que l'œil habitué à fixer les phénomènes merveilleux de la nature, ne se confondra point dans le difficile examen de ceux qui sont dus aux êtres organisés.

On ne doute plus désormais qu'il n'y ait une connexion notable entre les lois universelles, et celles qui suivent les corps vivans. Il n'y a pas d'êtres isolés lorsqu'on envisage la nature dans son ensemble.

En réduisant cette science en théorèmes ou en lois, je ne prétends pas mettre dans un parallèle étroit les faits qui appartiennent à la physique avec ceux qui sont du domaine de la physiologie. Les lois physiques sont immuables, celles de l'organisme au contraire paraissent susceptibles de plusieurs variations, sans pourtant qu'il y ait lutte entre les unes et les autres; et qu'on ne puisse les présenter, comme les premières, sous une forme axiomatique.

J'aurai atteint le but que je me suis proposé, si, en exposant avec laconisme les phénomènes de l'existence vitale, vérifiés par l'observation, on reconnaît qu'en évitant les digressions, les hypothèses et les accessoires inutiles à la science de la vie, je suis parvenu à n'exposer que les faits positifs; et à m'arrêter où les faits ont cessé de me servir de guide.

Cette tâche a été pour moi, dans ce moment, d'autant moins difficile, que les différens phénomènes que nous présentent les corps organisés, pendant toute leur carrière vitale, sont presque tous soumis, comme je l'ai déjà énoncé, aux mêmes lois qui régissent la matière inerte.

Quelques auteurs ont senti l'avantage

qu'auraient obtenu les sciences physiques si elles eussent été exposées sous forme d'axiomes, comme le langage qui leur est le plus convenable. Aussi a-t-on vu, en Allemagne, en Prusse, en Angleterre et en France, de pareils codes appartenant à différentes sciences, notamment à la chimie, à la minéralogie, à la botanique, etc. Les maladies furent de temps immémorial, réduites en aphorismes; en déterminant leurs caractères les plus essentiels, on les disposa en classes dans des nosologies, comme autant d'objets d'histoire naturelle. Une grande partie des passions humaines furent rangées par des philosophes positifs en autant de maximes.

C'est d'après ces exemples que je me suis déterminé à réduire en aphorismes ou axiomes les phénomènes de l'anthropologie, science bien plus connue et moins variable dans ses anomalies et ses écarts, que la pathologie et la métaphysique.

Les lois de la physique animale, dont ce volume contient le recueil, n'empêchent pas que tout physiologiste éclairé n'établisse à sa volonté, et selon sa manière de voir, une hypothèse quelconque pour expliquer le mécanisme et les particularités dont chaque fonction organique s'effectue; on pourra imaginer sur chacune d'elles des théories particulières, pour donner l'explication de la manière d'agir soit du système gastrique, soit des systèmes irrigateur, nerveux ou musculaire.

Dans cette physiologie analytique, je me suis appliqué à rapporter exactement tous les faits qui constituent le matériel de la science de l'homme, j'ai exposé ce que les fonctions des êtres vivans ont d'indivi-

duel, et ce que présente leur union avec
d'autres phénomènes généraux ou particls.

Il est reconnu que les classifications des
différens objets de la nature, ainsi que
des diverses fonctions qui s'opèrent dans
les corps organisés, ne sont adoptées que
pour en faciliter l'étude, et pour en
éviter la confusion; mais, toutes sont
plus ou moins arbitraires, car même les
meilleures ne sont en dernière analyse que
les moins défectueuses. Ainsi, je ne m'arrêterai pas à exposer les raisons qui m'ont
fait donner la préférence à la classification
la plus généralement reçue par beaucoup
de physiologistes.

Le mérite d'un ouvrage quelconque re-
pose bien moins sur la division des matériaux, que sur les discussions et la
manière dont il les traite. Dans la classification que j'ai adoptée, toutes les fonctions

de la machine animale sont divisées en deux grandes classes, dont l'une comprend les fonctions conservatrices de la vie, et qui sont relatives à l'individu ; l'autre celles qui la propagent et qui ont rapport à l'espèce.

Les fonctions de l'individu commencent avec lui, et se divisent en deux ordres ; le premier, qu'on est convenu d'appeler *vie interne, organique* ou *nutritive*, se rapporte à la digestion, à la circulation, à la respiration, à l'absorption, à l'exhalation, à la nutrition et à la calorification. Les fonctions du second ordre peuvent être désignées sous le nom de *relation de vie animale* ou *externe* : elles comprennent toutes celles qui nous mettent en rapport avec les corps environnans, telles que les sensations, les fonctions intellectuelles, locomotives et la voix.

A l'exemple de plusieurs de mes confrères, j'ai fait précéder les fonctions de relation par celles de la vie organique ou interne, ayant voulu passer du connu au moins connu, du simple au composé ; des fonctions les plus essentielles à la vie, qui commencent et cessent avec elle, à celles qui nous mettent en rapport avec les objets extérieurs.

La seconde classe qui comprend les fonctions génératives, qui n'ont lieu qu'à l'époque de la puberté, se divise en trois ordres : deux relatifs à chaque sexe en particulier, et le troisième à leur union, ainsi qu'au produit qui en résulte.

Bien des lois que j'établis s'éclaircissent les unes par les autres. Ainsi, j'ai cru devoir souvent en grouper plusieurs qui auraient dû, d'après l'ordre adopté, être séparées ; j'ai mis par-là en évidence leurs liens réciproques d'action. Si parfois l'on trouve dans ces lois quelque répétition, on le doit à l'inévitable inconvénient de toute classification physiologique; car comment parler, par exemple, de la digestion, sans dire, sur la salive, la bile et autres humeurs, ce qu'on doit répéter à l'article sécrétions ? La respiration exige bien quelques mots sur la chaleur animale, qu'il faut redire à l'article calorification, etc.

La science de l'homme n'est basée que sur des conséquences exactes et rigoureusement déduites de l'anatomie humaine et comparée. Ainsi je ne me suis point borné à rapporter les opérations qui appartiennent exclusivement à quelques espèces d'animaux ; mais j'ai comparé les fonctions de plusieurs classes et de plusieurs espèces, et j'ai rapporté de même les bases de leur composition

organique ; puisque, pour établir des principes fondamentaux et des lois générales
sur les fonctions des êtres vivans, il est
nécessaire de porter l'analyse dans une
quantité immense de faits déduits principalement de l'anatomie comparée, comme
la source la plus riche du perfectionnement de la physiologie. Un grand natura-
liste disait avec raison que s'il n'existait point d'animaux, la nature de l'homme
serait encore plus incompréhensible.

Ce n'est pas certainement rabaisser
notre espèce que de la comparer avec les
animaux, dans ce qu'elle a de commun
avec eux ; la loi des analogies nous indique ce rapprochement. La nature dans
la conformation des animaux paraît s'être
asservie à un seul plan général. Il y a des
faits qui demandent des faits et dont
l'omission d'un seul pourrait peut-être dé-

truire l'édifice de plusieurs lois établies.

Je conviens que séparer entre elles, les fonctions d'un être vivant, c'est le réduire à la condition des corps morts. Toutes les parties d'une machine vivante se tiennent tellement entre elles, que chaque fonction réclame l'aide et le concours des autres. Il y a un *consensus* qui unit toutes les molécules, tous les tissus, tous les appareils, tous les organes des animaux, ainsi que toutes les fonctions qui en dépendent. De cette connexion réciproque, de cet enchaînement de phénomènes, il en résulte une dépendance de chacune pour toutes, et de toutes pour chacune en particulier : elles se prêtent ainsi continuellement, pendant tout le cours de la vie, des secours mutuels; néanmoins, j'ai fait en sorte de les séparer sans les détruire, car il en reste toujours l'ensemble qui en forme l'essence. C'est au lecteur éclairé qu'il appartient de rassembler utilement les fonctions qui, dans plusieurs phénomènes de l'économie animale, sont pour ainsi dire accessoires ou couvertes du voile du mystère, n'ayant eu pour but principal dans ce code physiologique que d'exposer les plus essentielles, celles qui sont démontrées jusqu'à la dernière évidence. Je n'admets au rang des vérités physiologiques que celles qui sont fondées sur les connaissances immédiates des faits qui leur sont propres; et dans le cas où quelque phénomène particulier dévierait des théorèmes admis, on ne doit alors le regarder que comme appartenant au domaine de la pathologie. Quelques faits exceptionnels ou isolés ne sauraient faire loi, ni détruire des maximes généralement reçues. Je me permettrai de faire observer une fois pour toutes que ces *lois physiologiques* ne doivent pas trouver des exceptions dans des faits pathologiques ; car j'entends parler de l'être vivant à l'état normal, et jamais à l'état de maladie. Je pense que cette déclaration doit servir de réponse générale à tous ceux qui attaqueront quelqu'une de mes propositions par des observations tirées de la pathologie.

J'ai eu pour guide dans ce travail les auteurs qui ont exposé nettement et consciencieusement la science de l'économie organique en profonds observateurs. Je n'ai point oublié non plus de mettre à contribution les faits physico-chimiques qui ont porté tant de lumière sur les phénomènes de la vie, spécialement dus aux progrès scientifiques de nos jours.

Si je n'ai pas cité les nombreuses sources où j'ai puisé, c'est pour ne pas étaler
un luxe d'érudition inutile. Différentes
lois paraîtront neuves, ou même étranges,
étant mises pour la première fois sous les
yeux du public; j'en dois plusieurs à des
conférences particulières que j'ai eues avec
un grand nombre de physiologistes célè-
bres de plusieurs pays; d'autres sont le
résultat de mes propres expériences et de
ma manière de voir.

J'ose espérer que cet ouvrage pourra
être utile aux élèves pour les guider dans
la connaissance de la physique animale,
et dispenser même le physiologiste de
relire des traités volumineux pour se rap-
peler des faits que le temps fait souvent
oublier. Il faut l'avouer, plusieurs ouvrages
de physiologie, quoique bons, sont tellement prolixes, que pour y trouver quel-

ques points lumineux, il faut souvent chercher un fait important au milieu d'une foule de raisonnemens superflus.

LOIS PHYSIOLOGIQUES.

CONSIDÉRATIONS GÉNÉRALES

SUR LA VIE ET SUR SES PHÉNOMÈNES (1).

Coup-d'œil général sur l'aptitude à vivre, et sur les fonctions qui
constituent la vie. — Tendance de chaque fonction. — Instinct. —
Action des excitans sur l'organisme vivant. — Des désirs et des
besoins. — Action et réaction réciproques des fluides et des solides. — Énergie vitale. — Durée de la vie. — Sympathie.

1. L'aptitude, ou disposition à vivre,
exige une organisation spéciale des dif-

(1) Les lois comprises dans ces considérations générales ne sauraient être bien casées dans aucune division de la classification
adoptée par l'auteur; ces lois étant pour ainsi dire d'une nature
mixte, il a cru devoir les grouper dans ces prolégomènes.

Le Traducteur.

férentes parties qui constituent un individu : ainsi, un animal jouira de la vie tant que sa propre organisation n'en sera pas fortement altérée.

2. L'ensemble de toutes les fonctions qui s'effectuent chez un individu constituent la vie.

3. Toutes les actions vitales produisent du mouvement, développent de la chaleur, et donnent lieu à différentes combinaisons. Ces trois caractères de la vie nous servent à en mesurer l'intensité; de même que, dans la régularité de leurs rapports réciproques, nous connaissons le degré de santé.

4. Naître par génération, être sensible, volontairement mobile, avoir un organe central pour l'assimilation, croître par la nutrition, et finir par la mort, tels son

les caractères généraux et communs à tous les animaux.

5. Dans tous les états de la vie, l'homme et les animaux diffèrent spécialement de la matière inerte par la propriété de pouvoir sentir l'action de certains agens extérieurs, et d'être en même temps susceptibles de quelques actions propres, dont il en résulte les phénomènes nécessaires à leur existence vitale.

6. Toutes les actions des êtres vivans sont toujours déterminées par leur organisation, et par l'influence des causes d'excitation extérieure sur cette organisation même (1).

(1) Cette loi trouve son explication dans la proposition fondamentale de la doctrine physiologique. « L'excitation, a dit le célèbre » Broussais, considérée d'une manière générale, abstraction faite du » lieu où elle existe et du modificateur qui la provoque, porte aussi » le nom d'*excitement*. Lorsque l'excitation ou la stimulation » sortent des limites de l'état normal, elles rentrent alors dans ce » qu'on appelle *irritation*, » qui fait la base de la doctrine ci-dessus. Ainsi l'excitation représente l'action des excitans, ou l'état des par-

7. Dans tout organe vivant l'innervation, la circulation, la nutrition et la secrétion s'exercent sans cesse.

8. La cause de la manière d'être de chaque partie d'un corps vivant réside dans l'ensemble, tandis que dans les corps

ties vivantes excitées. Cette expression est applicable à tous les êtres vivans, puisqu'ils sont tous donés d'excitabilité. Ce mot exprime enfin la faculté qu'ont tous les tissus du corps animal, de sentir et de se mouvoir par le contact d'un corps étranger. L'animal ne peut vivre que par l'excitation qu'exercent sur ses organes les milieux dans lesquels il est plongé. Ces milieux ne se bornent pas à stimuler la périphérie de son corps; mais ils pénètrent dans son intérieur, et y causent une excitation particulière. Le germe fécondé ne pourrait pas conserver la vie sans l'excitation que produisent sur lui les matériaux propres à sa nutrition. L'embryon les trouve d'abord dans les humeurs de l'œuf ou de l'utérus, qui ont été elles-mêmes soumises à l'action des modificateurs externes. Ce sont donc ces fluides déjà animalisés qui sont ses premiers excitans, comme ses premiers matériaux nutritifs. Lorsque par leur moyen ses organes ont été convenablement développés, c'est du sein même de la nature que le nouveau-né doit retirer les uns et les autres. Les excitans, dont il est pourvu au moment où il voit le jour, seraient bientôt épuisés, ou perdraient leur propriété excitante et nutritive, s'ils n'étaient incessamment renouvelés. Or, c'est la stimulation des surfaces de rapport; c'est celle qu'elle détermine dans l'appareil sensitif, c'est l'impression faite par les atomes extérieurs qui viennent d'être absorbés, ce sont ces excitations réunies, qui, ajoutant à l'excitation occasionnée par le sang ou par les fluides déjà assimilés, entretiennent l'action de tout le système vasculaire, et par conséquent la vie. *Le Trad.*

inorganiques chaque partie la possède en elle-même; ou bien la raison d'individualité d'un être vivant ne peut se trouver que dans l'unité de son organisation (1).

9. Chaque organe a une espèce de vie propre, mais non isolée, une action particulière et des propriétés spéciales; de sorte que la vie générale n'est pour ainsi dire que le résultat ou la somme des vies particulières aux différentes parties ou organes.

10. L'intégrité de toutes les fonctions d'un corps vivant exige celle de tous les organes; car il n'y a pas de fonction qui

(1) La matière inorganique est toujours la même dans chacun de ses points: ainsi, la molécule d'une pierre ou d'un metal quelconque existe comme telle, quoique séparée des autres, et isolée parfaitement. Les corps organisés, au contraire, exigent l'ensemble de toutes leurs parties constituantes pour exister comme tels. Cette loi du professeur Mojon est basée sur l'aphorisme de *Kant*, reproduit par *Cuvier*, par *Tommasini*, par *Lamark*, par *Morgan* et autres physiologistes. *Le Trad.*

n'ait besoin de l'aide et du concours des autres.

11. Toute fonction de la machine animale tend à la conservation de l'individu ou à la propagation de l'espèce.

12. Quand les fonctions organiques ou de la vie interne cessent, celles de relation ou de la vie animale s'arrêtent de même immédiatement ; tandis que les fonctions de la vie animale peuvent cesser, sans que celles de la vie organique soient anéanties.

13. Les animaux sont doués d'un instinct particulier qu'ils manifestent dès leur naissance, et qui n'est dû qu'à leur organisation (1).

(1) L'instinct, cette puissance innée, intérieure, qui entraîne impérieusement la volonté, n'agit point sans mesure, sans règle, sans légitimer la nécessité de ses manifestations, ainsi que le pensent plusieurs physiologistes. Elle est au contraire une puissance éminemment conservatrice ; elle nous prévient, par des appétits, plus ou moins prononcés, des besoins organiques qui nous sont les plus nécessaires. C'est l'instinct qui porte les animaux à faire des actes et

14. Toutes les actions qui ont lieu chez les animaux sans la connaissance d'une cause perçue, sont dues à une impulsion qui leur est donnée par quelque sensation interne; et pour cela même elles doivent être regardées comme des actions instinctives.

15. L'instinct est d'autant plus direct et plus fixe, que l'organisation est plus simple; et il est d'autant plus vif, que les organes internes exercent plus d'influence sur l'encéphale. Ainsi, toutes les actions instinctives, c'est-à-dire dues à une impulsion intérieure, sont beaucoup plus prononcées et mieux exécutées dans les

des opérations qui ne sont nullement l'effet de l'expérience ou du raisonnement, qui les fait construire d'avance et d'une manière admirable le logement destiné à contenir leur progéniture, sans qu'ils aient jamais vu travailler de pareilles demeures. C'est cette force instinctive enfin qui décide beaucoup d'animaux à émigrer à des immenses distances pour trouver des climats plus convenables à leur individu.   *Le Trad.*

animaux que chez l'homme ; mieux chez l'enfant que chez l'adulte.

16. L'instinct borne ses actions à la conservation de l'individu, et à la propagation et conservation de l'espèce.

17. Chez tout animal le développement de chaque faculté a une limite assignée qu'il ne peut dépasser.

18. L'action propre à tous les organes ou appareils symétriques, ou pairs, de la machine vivante, alterne toujours avec le repos.

19. Les diverses parties qui constituent le corps d'un animal jouissent, en raison de leur propre structure, d'une manière particulière d'être excitées ; et conséquemment elles exigent, pour être mises en action, l'application de divers stimulans.

20. Les effets du pouvoir vital, sont toujours égaux entre eux, et pour les rendre différens ils exigent une autre organi-

sation des parties. Ainsi un excitant produira toujours et uniquement sur un organe quelconque, des phénomènes proportionnés à la nature et à l'état de l'organe, comme à celle de l'excitant.

21. L'action d'un excitant quelconque sur un corps vivant s'affaiblit dans ses effets en raison de sa durée, de sa répétition et de son intensité; c'est-à-dire, que l'application réitérée d'un *stimulus* tend toujours à diminuer l'intensité des effets qu'il produit.

22. Une violente et longue excitation est toujours suivie d'un état proportionné d'abattement et de langueur.

23. Les différens désirs des animaux tirent leur origine de la privation des excitans nécessaires et habituels.

24. Le but de l'apétit, ou du sentiment de désir physique, est de prévenir

l'oubli des actions physiologiques, et d'en solliciter l'exercice. Le but de la satiété en règle le développement, et borne leur action.

25. Les besoins physiques de tous les animaux dépendent directement de leur organisation, et ils sont toujours proportionnés à la faculté qu'a chaque individu de les satisfaire.

26. Les animaux reçoivent avec l'existence tout ce qui leur est nécessaire pour la conserver, c'est-à-dire, le besoin, le sentiment de ce besoin, la connaissance de l'objet propre à le satisfaire, le penchant pour ce même objet, et les moyens pour l'obtenir.

27. Les animaux sont toujours en rapport, tant par leur organisation que par leurs propriétés, avec les corps qui les entourent.

28. La nature particulière et individuelle d'un animal dépend, en grande partie, de l'énergie propre de chacune de ses fonctions.

29. C'est uniquement à la perfectibilité de notre organisation que nous devons la progression continuelle vers la plus haute civilisation (1).

3o. La vie élude l'influence de quelque loi chimique, et soustrait les substances animales à la putréfaction : ainsi, il n'y a jamais putréfaction là où il y a vitalité.

31. L'animal sorti de la matrice, ou

(1) Cette loi n'est précise et juste, à mon avis, qu'à l'égard des animaux ; car, en admettant la perfectibilité dans l'organisation de l'homme, elle établirait d'une manière évidente une grande ligne de démarcation qui le distingue des animaux, puisque ces derniers ne dérogent jamais à leurs mœurs et habitudes conservatrices, dépendantes de leur organisation ; tandis que l'homme à force d'innover et de chercher la perfection, défait par degrés l'édifice qu'il a construit, et finit souvent par être la victime de son désir d'améliorer.   *Le Trad*

éclos de l'œuf, après avoir reçu par la fécondation du germe le mouvement vital, croît par l'addition de plusieurs substances qui pénètrent son propre tissu; stationne quelque temps, réproduit des êtres semblables à lui, décline ensuite; plusieurs de ses formes s'effacent, et enfin il meurt.

32. Les formes qui caractérisent les animaux se prononcent à mesure qu'elles se développent, et elles deviennent d'autant plus marquées, que les actes de la vie se répètent dans les organes qu'elle anime.

33. Dans les êtres organisés, il n'y a jamais identité parfaite, soit dans leur manière d'existence, soit dans la forme de leurs parties.

34. Il s'opère continuellement dans la machine animale, tant que la vie subsiste,

deux mouvemens opposés, l'un d'attraction et de composition, l'autre de répulsion et de décomposition; de sorte que si on considère un animal à deux époques diverses de son existence, il ne contient plus les mêmes molécules.

35. Dans l'enfance et dans la jeunesse l'énergie vitale de tous les systèmes organiques est beaucoup plus active, et agit avec plus de régularité que dans l'âge avancé.

36. L'agilité, la hardiesse, et même la férocité d'un animal, sont en raison de sa propre irritabilité, de son agilité et de sa force musculaire.

37. Quand la contraction de la fibre animale est mise en jeu sympathiquement, elle suppose toujours l'influence du pouvoir nerveux.

38. Toutes les parties du corps capa-

bles d'éréthisme, telles que les mamelons, le clitoris, le corps caverneux, etc., abondent en tissus cellulaires, et en capillaires sanguins. La turgescence de ces parties n'est due qu'au concours du sang dans leur tissu (1).

39. En général, un organe agit avec d'autant plus de puissance qu'il est plus volumineux.

(1) *Hebenstreit*, dans une excellente dissertation *de Turgore vitali*, attribue particulièrement au tissu cellulaire et aux viscères, où il abonde, la propriété de se dilater ou de s'étendre par l'action d'un excitant interne ou externe ; propriété opposée à celle qu'ont les fibres musculaires de se contracter. D'après cette théorie, la verge, le clitoris, le mamelon, les mamelles mêmes, les papilles de la langue, etc., se dressent et durcissent au moment où elles viennent à être stimulées ou mises en action. Notre auteur, dans un mémoire sur la *contractilité de la fibre animale*, publié à Gênes en 1814, n'admet pas d'expansion vitale active. Il prétend que la fibre vivante n'a d'autre propriété que celle de se contracter ; elle ne peut augmenter de volume ou durcir que par l'addition de quelque substance qui pénètre son tissu, ou par le rapprochement de ses molécules, comme il arrive dans le corps des muscles, qui durcit et croît en épaisseur, lorsque les muscles se contractent ; car ils diminuent par-là leur longueur, en approchant leurs fibres. C'est ainsi qu'il explique assez clairement, par ces seules actions, tous les phénomènes que plusieurs physiologistes n'attribuent qu'à une force vitale expansive. *Le Trad.*

4o. Le tissu cellulaire varie sous les rapports de sa quantité, de sa forme, de sa texture, et des matières qu'il renferme dans ses mailles; il varie aussi selon les différentes parties du corps qu'il occupe, selon l'âge, le tempérament, les races, les alimens, etc.

41. Plusieurs insectes changent de forme à certaines époques fixes de leur existence. Cette métamorphose modifie notablement leurs besoins et toute leur manière d'être.

42. Presque tous les oiseaux sont plus ou moins sujets annuellement à la mue; et bien d'autres animaux changent de même leur enveloppe extérieure, et principalement les poils.

43. La consistance et l'organisation de l'épiderme des animaux varie suivant le

milieu dans lequel ils sont plongés, et le lieu où ils sont obligés de vivre.

44. La durée de la vie, dans le plus grand nombre d'animaux, est en raison directe de la lenteur de leur accroissement, et en raison inverse de la promptitude de leur propagation ; ou bien la durée de l'existence est ordinairement en raison directe du temps que l'animal demeure dans le ventre de sa mère ou dans l'œuf. Cependant, dans chaque animal elle est fixée à un âge qu'il ne peut dépasser.

45. Les animaux à sang froid ont une plus forte ténacité vitale que ceux à sang chaud.

46. Tous les animaux qui ont la faculté de reproduire de nouveaux organes, vivent plus que les autres.

47. Le pouvoir vital se détruit par la

continuation des mêmes causes qui le maintiennent.

48. Il y a un accord parfait entre les différentes fonctions qui s'exécutent dans les corps vivans; et il y a *sympathie* lorsque cet accord, cette harmonie d'action est très-prononcée entre deux ou plusieurs organes. Ainsi, il y a sympathie entre deux parties diverses de la machine animale, quand l'action d'une d'elles s'étend à l'autre sensiblement et fréquemment, pourvu que ce phénomène ne provienne pas des lois de la mécanique, ni de l'ordre général et connu des fonctions du corps vivant.

49. Les organes qui sympathisent particulièrement entre eux sont ceux qui ont une structure et des fonctions semblables, qui sont situés symétriquement ou parallèlement dans les deux moitiés

latérales du corps, et où il y a continuité des membranes.

50. Outre ces organes, sympathisent entre eux la matrice avec les mamelles, les testicules avec les organes de la voix, les organes qui ont l'habitude d'agir ensemble, etc.

51. C'est par le moyen ou par le pouvoir des sympathies que tous nos organes concourent au même résultat, et se prêtent des secours mutuels.

52. Aussitôt que nous connaissons ou que nous supposons dans un être organisé des sensations, des penchans ou une volonté, la sympathie nous approche de lui, ou l'antipathie nous en éloigne.

CLASSE PREMIÈRE.

FONCTIONS CONSERVATRICES DE LA VIE, ET RELATIVES A L'INDIVIDU.

ORDRE PREMIER.

DES FONCTIONS QUI APPARTIENNENT A LA VIE INTERNE OU ORGANIQUE.

GENRE PREMIER.

DE LA DIGESTION.

Nécessité de la digestion. — Des alimens. — De la faim et de la soif. — De la mastication, insalivation, déglutition et élaboration de la pâte alimentaire dans la bouche, dans l'œsophage, dans l'estomac et dans les intestins. — Du chyme. — Action, nature et propriété du suc gastrique; de la bile, du suc pancréatique, et du mucus intestinal. — Séparation de la pâte chymeuse en partie nutritive ou chyle, et en partie excrémentitielle ou féces. — De la rumination. — Des gaz intestinaux. — Des excrémens et de leur expulsion du corps.

1. L'existence d'un organe central pour la digestion est un des caractères les plus essentiels de l'animalité.

2. Tout animal, pour sa propre conservation, a besoin d'introduire dans son organe digestif, à certains intervalles, une substance apte à lui servir d'aliment.

3. Pour qu'une substance puisse être apte à nourrir, il faut qu'elle appartienne aux corps organisés, qu'elle soit soluble dans les sucs gastriques, et qu'elle soit capable de fournir les élémens du chyle. Tel est le but principal de la digestion; ce qui fait que tout ce qui n'est point organisé est exclu de la classe des alimens.

4. Les alimens ne peuvent nourrir ou réparer les pertes du corps qu'après avoir éprouvé l'action de la force digestive, capable de les élaborer convenablement.

5. Les substances végétales exigent, de la part de l'appareil gastrique, pour être digérées, un plus grand travail que les substances animales.

6. Toute substance privée entièrement d'azote, telle que l'huile, la gomme, le su-cre, etc., n'étant point nutritive, ne sau-rait servir d'aliment, du moins pour les carnivores.

7. Pour qu'une substance animale puisse être digérée, il faut qu'elle soit privée de vitalité.

8. Les animaux qui se nourrissent de farineux, ou autres substances végétales, sont généralement plus gras que ceux qui vivent exclusivement de viande.

9. Tous les mammifères à sabots et à cornes sont herbivores.

10. La faim et la soif sont deux sensa-tions instinctives qui nous avertissent du besoin qu'a notre corps de matériaux pour croître jusqu'à un point déterminé, et du besoin de réparer les pertes conti-nuelles produites par le mouvement vital.

Ces deux sensations sont plus ou moins impérieuses, selon que le corps se trouve avoir plus ou moins besoin de croître et de réparer ses pertes.

11. La faim et la soif se font sentir, et se renouvellent quand l'estomac est vide : ces deux sensations sont plus impérieuses dans la première jeunesse que dans la vieillesse; plus chez les gens qui travaillent, que chez les oisifs.

12. Le froid extérieur et toutes les causes enfin qui accélèrent l'action digestive et nutritive, rendent la faim plus intense; de même que toute cause d'une déperdition notable des fluides circulatoires, augmente la soif.

13. La chaleur, le repos, les grands chagrins, ainsi qu'une joie vive, la vue de quelque objet dégoûtant, ou seulement

le souvenir de cet objet, la constipation du ventre, etc., diminuent la faim.

14. Les facultés intellectuelles, les forces musculaires, les sensations, la calorification, les sécrétions, etc. se ressentent de la faim prolongée par un notable affaiblissement.

15. Dans le premier âge de la vie, les forces digestives s'exercent bien plus vigoureusement que dans les âges suivans ; aussi le besoin de la nourriture est-il bien plus pressant et revient-il plus souvent.

16. L'intensité de la soif est en raison directe du principe aqueux dans les sécrétions, et de la solidité et du degré de solution des substances alimentaires dont on se nourrit.

17. L'animal, en état de nature, est toujours entraîné par son appétit à choisir la substance alimentaire la plus propre à sa

conservation. Il existe une relation constante entre la nature des alimens dont
l'animal doit se nourrir, et les dispositions
particulières de son système gastrique.

18. L'action de prendre les substances
alimentaires s'effectue, soit par les mouvemens des lèvres, de la langue ou des mâchoires, soit à l'aide des membres thoraciques, ou de la trompe, selon les différens
animaux : le mécanisme de cette action
varie aussi suivant que les alimens sont
solides ou fluides.

19. La forme des dents influe considérablement sur la digestion des substances que
l'animal peut soumettre à la mastication.

20. L'éruption des dents, chez l'enfant,
se fait entre la première et la quatrième
année. Ordinairement les dents poussent
par paires, jusqu'au nombre de vingt-
quatre. De la sixième à la septième année;

les seize dents de lait, ou caduques, sont successivement remplacées par d'autres jusqu'au nombre de trente à trente-deux. Les dents de lait tombent en général dans l'ordre de leur sortie des gencives.

21. La forme et la disposition des dents varient, dans les animaux, selon la nature des alimens dont ils se nourrissent.

22. Les dents chez les animaux carnivores sont recourbées, acérées et fortes, pour déchirer promptement et aisément les substances soumises à leur action. Chez les frugivores, elles sont tranchantes, aplaties, et disposées de manière à couper les corps interposés aux deux mâchoires. Chez les herbivores et les granivores, elles ont une forme cuboide, apte à broyer aisément les alimens par leurs surfaces larges et inégales. Chez l'homme, qui est om-

nivore, on rencontre ces différentes formes réunies.

23. La nature, la dureté et la dissolubilité des substances alimentaires sont en rapport non-seulement avec la configuration et la disposition des dents, mais encore avec la longueur, les plis, la dilatation, la force contractile du tube gastrique, et la qualité et quantité des sucs dissolvans qu'il contient.

24. La mastication a lieu par l'action des dents sur le corps alimentaire, et par le moyen du mouvement des mâchoires l'une contre l'autre, ainsi que par le mouvement de la langue, des joues et des lèvres.

25. La déglutition des alimens est produite par l'action successive des muscles de la langue, de la cloison palatine, du pharynx et de l'œsophage.

26. Les alimens, avant d'être formés en bol, dans la cavité de la bouche, par l'action des joues et de la langue, sont coupés, broyés par les dents, et imbibés par la salive. Le bol alimentaire passe de l'arrière-bouche dans le pharynx, traverse l'œsophage, s'imprègne du suc qui s'y sécrète continuellement et pénètre dans l'estomac par le cardia. Là il se dissout dans les sucs gastriques, et il se change en pâte chymeuse.

27. Le chyme, à mesure qu'il se forme, traverse le pylore, arrive dans le duodénum, où il se combine à la bile, aux humeurs pancréatique et duodénale, et se divise en chyle et en matière fécale. Ces deux substances se glissent ensuite tout le long du tube gastrique. Le chyle est absorbé, et les matières fécales mêlées aux

humeurs intestinales et excrémentitielles,
sont expulsées dehors.

28. Pendant le séjour des alimens dans
l'estomac, le cardia et le pylore se resserrent; l'estomac s'arrondit sans perdre sa
forme conoïde courbée ; il fait un mouvement de rotation sur lui-même, et ses parois sont agitées par un mouvement continuel qui s'exerce utilement sur la pâte alimentaire qu'il contient. Ce mouvement
péristaltique est commun à tous les intestins, mais à des degrés différens.

29. L'excitation qu'exercent les alimens
sur l'estomac est utile à la confection de
la pâte chymeuse : elle apaise la faim, qui
est remplacée par un sentiment agréable
de calme général et de repos.

3o. La force des parois gastriques est
généralement en raison inverse du développement des organes masticateurs, et de

la facilité qu'ont les alimens à être digérés.

31. L'action des sucs gastriques sur les alimens, varie dans les différentes classes des animaux; ce qui dépend principalement de la nature de ces mêmes sucs et de la qualité de la nourriture.

32. La force dissolvante du suc gastrique est en raison inverse de la somme des autres forces qui peuvent servir à la digestion des alimens.

33. Plus les substances alimentaires, soumises à la mastication, sont divisées et broyées, plus le suc gastrique agit sur elles énergiquement et promptement. La température propre de l'estomac augmente aussi l'action du suc gastrique.

34. Le suc gastrique des animaux carnivores est entièrement différent de celui des herbivores.

35. Les caractères propres du chyme

varient selon la nature des alimens, la durée de leur séjour dans l'estomac, leur quantité, leurs mélanges différens, etc.

36. Les différens changemens qu'éprouvent les alimens en parcourant tout le tube gastrique, depuis le pylore jusqu'au rectum, sont spécialement déterminés par la nature de la pâte chymeuse, et par la durée de son séjour dans ce même tube.

37. La durée du séjour des alimens dans l'estomac, varie par une foule de circonstances, tantôt relatives à l'organe digestif, et tantôt à la nature des substances alimentaires.

38. Le chyle est dû spécialement à la digestion duodénale; il est éminemment réparateur des principes que le sang perd en parcourant toutes les parties du corps. Les espèces d'alimens influent fort peu

sur sa propre nature; il diffère pourtant dans divers animaux (1).

39. Dans les animaux qui s'engourdissent pendant l'hiver, la digestion est suspendue durant tout le temps de leur léthargie.

40. Les alimens ne sortent point de l'estomac par le pylore dans le même ordre qu'ils y sont entrés, mais bien dans celui de leur plus ou moins prompte et facile digestion.

41. Les viscères gastriques, dans la série naturelle de leurs fonctions, n'éprouvent jamais, dans le même temps, une égale distention.

42. La bile dans le duodénum s'unit avec le suc pancréatique, et se mêle avec la pâte chymeuse. Ces trois substances se

(1) Voy. Genre III, de l'absorption, etc. Lois 12, 13, 14.

décomposent mutuellement. La partie la plus soluble, la plus fluide, et la plus nutritive du chyme, s'unit à une portion de la bile et du suc pancréatique, pour former le chyle; tandis que l'autre portion de la bile se combine avec la partie excrémentitielle des alimens qui parcourt le tube intestinal, perd son suc chyleux, et sort enfin du corps sous forme d'excrémens.

43. Dans les animaux ruminans, les alimens avalés une première fois, et peu mâchés, descendent dans la *panse*; et de celle-ci, par degrés, dans le *bonnet* où ils se ramollissent un peu, s'échauffent, et se réduisent en une pelote; ils sont ensuite ramenés à la bouche, mieux remâchés, et introduits pour la seconde fois, par le canal qui va directement au troisième estomac ou *feuillet*; c'est dans celui-ci que les alimens subissent de nouvelles modi-

fications et passent ensuite dans le quatrième estomac, *caillette*, où ils sont digérés (1).

44. Tant que les animaux ruminans sont à la mamelle de leur mère, ils ne ruminent pas.

45. L'activité de la digestion est en proportion du besoin qu'a l'animal de croître et de réparer ses pertes; le but unique de la digestion étant celui de fournir les matériaux nécessaires à l'accroissement de la machine animale, et à la réparation des pertes qu'elle éprouve continuellement.

46. L'irritabilité et la sensibilité du

(1) Haller, Presciani, Jacopi, et autres physiologistes pensent différemment que notre auteur sur la rumination; mais les raisons qu'ils allèguent ne valent pas celles de Buffon, Blumenbach, Cuvier, Gallini, Camper et autres. Aussi le professeur Mojon a-t-il cru que l'opinion de ces derniers, à l'égard de la rumination, devait faire loi.

Le Trad.

tube gastrique vont en décroissant du pylore au rectum.

47. Les animaux d'une même espèce rendent des excrémens d'une forme et d'une nature presque semblables, quoique les substances dont ils se nourrissent soient différentes; tandis que les animaux de diverses espèces nourris avec les mêmes alimens évacuent toujours des matières qui ont un caractère distinctif, une forme, une couleur et une nature qui leur sont particulières.

48. Les excrémens présentent des variations notables dans leurs composans, dans leur couleur, leur odeur, leur forme et leur consistance, autant par l'âge que par la nature des alimens.

49. Le besoin d'expulser les matières fécales, lorsqu'elles sont accumulées dans le rectum, se prononce par une sensation

très-pressante. Ce besoin est plus fréquent chez les enfans que chez les adultes.

5o. L'évacuation des matières fécales est due presque entièrement à leur quantité, à leur qualité, à l'abaissement du diaphragme, à la contraction du rectum, des muscles abdominaux, des releveurs de l'anus, et à la dilatation du sphincter.

GENRE DEUXIÈME.

DE LA CIRCULATION DU SANG

Du cœur, des artères, des veines et du sang. — Des circulations artérielle, veineuse et capillaire; de la circulation du sang dans le fœtus.

---

1. Le cœur, les artères, les veines et les vaisseaux capillaires sont les parties dans lesquelles s'opère la circulation du sang.

2. Le volume du cœur, comparé à ce-

lui des autres parties du corps, est plus grand dans le fœtus que dans l'enfant déjà né ; il est également plus grand chez les personnes petites que chez celles d'une haute taille.

3. La capacité et la force du cœur sont, en proportion du système vasculaire, plus grandes dans le commencement de la vie que dans toute autre période successive.

4. Le cœur est plus gros et plus fort dans les animaux courageux que chez ceux qui sont faibles et timides. Il jouit aussi d'une plus grande énergie dans les carnivores que dans les herbivores.

5. Le cœur chez les mammifères, tant pour son volume que pour sa force, est toujours en rapport avec les poumons.

6. Dans la circulation du sang le cœur change de position et de figure à chaque battement.

7. Tous les animaux vertébrés à sang chaud ont un cœur à double cavité, et conséquemment une double circulation. Au contraire, les animaux vertébrés à sang froid n'ont qu'une circulation simple; ou bien s'ils en ont une double, leur cœur n'a pourtant qu'un seul ventricule.

8. La capacité des ventricules du cœur dans tous les animaux à sang chaud, ou à double circulation, est plus grande que celle des oreillettes; le contraire a lieu dans les animaux à sang froid.

9. Chez les poissons, et dans la plupart des reptiles, le cœur n'a qu'un seul ventricule et une seule oreillette. Chez les mollusques céphalopodes on rencontre un renflement aortique et deux artères pulmonaires qui simulent trois cœurs. Chez les insectes et chez les zoophites on ne rencontre point de cœur.

10. A mesure que les artères s'éloignent du cœur, leur diamètre particulier diminue, et leur nombre augmente. La capacité entière du système artériel croît à mesure qu'il s'éloigne du cœur ; car la somme des diamètres de toutes les ramifications artérielles surpasse de beaucoup le diamètre du tronc commun.

11. Le tissu artériel, ainsi que bien d'autres tissus, durcit à mesure que l'animal avance en âge.

12. La force contractile des parois artérielles est en proportion, plus grande, dans les petits animaux que dans les grands (1).

(1) Les observations de tous les temps et les expériences multipliées d'un grand nombre de physiologistes, notamment de Senac, Willis, Walter, Borelli, Vallisnieri, Albinus, Morgagni, Winslow, Monro, Barthez, Lasonne, Hunter, Whytt, Gregory, Sabatier, Krap, Zimmermann, Sœmmering, Leber, Scarpa, Schmid, Vanlembos, Kraause, Werschnir, Platner, Vrignaud, Caldani, Blumenbach, Rezia, Sottira, Sementini, Darwin, Dumas, Cuvier,

13. Les artères contiennent plus de sang que les veines dans le commencement de la vie et moins dans les périodes successives : de sorte qu'il y a pléthore artérielle, tant que la supériorité des forces sur les résistances se maintient ; mais lorsque la rigidité des solides commence à s'établir, il y a pléthore veineuse.

14. Tant que le corps n'est pas parvenu à son dernier degré d'accroissement, la capacité des vaisseaux sanguins augmente graduellement dans une plus forte proportion que celle du cœur.

15. La capacité de tout le système veineux est plus grande que celle du système artériel.

Tommasini, Boyer, Portal, Jacopi, Richerand, Sarlandière, Edwards etc., suffisent pour réfuter l'opinion de ceux qui regardent le cœur comme le seul et unique moteur du sang dans toute la machine animale, et le système artériel comme absolument passif dans tous les phénomènes du pouls, et comme privé entièrement d'une contractilité propre. *Le Trad.*

16. Les valvules veineuses semblent être spécialement destinées à s'opposer à l'effet de la gravitation du sang et à sa rétrocession.

17. La capacité des veines est en raison inverse de la célérité du liquide qui les parcourt.

18. L'état normal d'un individu qui a atteint l'âge mûr, suppose toujours un équilibre entre les pertes qu'éprouve le sang artériel, et les acquisitions que fait le sang veineux.

19. La quantité du sang qui se distribue à toutes les parties du corps varie dans les différentes périodes de la vie. Elle est, relativement au volume du corps, plus considérable dans l'enfance que dans l'âge adulte.

20. Les vaisseaux de la tête reçoivent, en proportion du restant du corps, plus

de sang dans les premières périodes de la
vie que dans celles qui se succèdent.

21. Quand la machine animale est ar-
rivée à son dernier degré d'accroissement,
le sang contenu dans les veines augmente
constamment en raison directe de la diminution de celui qui est dans les artères.

22. Pendant la vie embryonaire il n'y
a pas de différence apparente entre le
sang artériel, et le sang veineux.

23. Dans le fœtus humain le sang ne
contient pas de sels phosphoriques. *Après
la naissance* le sang acquiert des phosphates; il contient plus d'hématosine, il
prend une belle couleur rouge, et acquiert une plus grande coagulabilité. Dans
l'âge de la puberté, le sang est plus chaud,
et a une odeur spermatique, ou analogue
à celle de la sueur de l'animal. Dans l'a-
dulte, il est plus consistant et plus riche

en fibrine. Enfin, chez les vieillards, le sang
est quelquefois décoloré et très-disposé à
former différentes espèces de concrétions. La quantité du cruor relativement
à celle du serum, est en raison directe de
l'âge.

24. Le sang artériel fournit les différens matériaux des sécrétions, à l'exception peut-être de ceux de la bile. Il est
plus chaud, plus rouge, plus oxigéné, plus
léger, plus apte à la coagulation que le
sang veineux, mais il a moins d'hydrogène et de carbone que ce dernier.

25. Le sang veineux est spécialement
destiné à recevoir les matériaux capables
de réparer les pertes que le sang artériel
éprouve continuellement en parcourant
toutes les parties du corps. Ce sang est
d'un rouge brun, très-avide d'oxigène,
d'une température de 3o à 36 degrés de R.

Il contient plus de serum et plus d'albumine que celui des artères.

26. La couleur du sang varie dans les
différentes classes d'animaux. Il est plus
ou moins rouge dans les animaux qui ont
un squelette osseux; il est jaune ou blanchâtre dans le plus grand nombre des mollusques et des insectes, et il est aqueux et
transparent chez les zoophytes.

27. Le sang des oiseaux est en général
plus rouge, plus coagulable, moins séreux et plus chaud que celui des mammifères. Celui des reptiles et des poissons
a une température peu supérieure à celle
de l'air ou de l'eau dans laquelle ils vivent:
chez ces animaux, le sang est aussi très-
séreux, peu coagulable, et fort disposé à
devenir huileux.

28. Les mouvemens de systole et de
diastole du cœur, et du système artériel se

succèdent sans relâche ; ils commencent
avec la vie, et cessent avec elle. Les passions et les émotions fortes ont aussi quelque influence sur les battemens du cœur,
mais jamais assez pour les arrêter.

28. Chez tous les animaux à sang chaud,
la circulation sanguine est d'autant plus
rapide, qu'ils se trouvent plus près de
leur naissance ; et à mesure qu'ils s'éloignent de cette époque, et qu'ils s'approchent de la vieillesse, les battemens
du cœur et des artères sont plus lents et
plus inégaux.

29. La vitesse, la force ou la violence
du mouvement circulatoire du sang,
varient aussi suivant le sexe, le tempérament et l'état de repos ou d'exercice ; de
veille ou de sommeil ; d'activité ou d'apa-
thie morale ; et varient même suivant la

qualité et la quantité proportionnelle du sang.

3o. Les battemens artériels chez la mère et dans le fœtus sont indépendans les uns des autres, car ils ne sont point isocrones, malgré les rapports intimes qui lient leur existence réciproque.

31. Dans les mammifères et dans les oiseaux, il y a action simultanée entre l'oreillette droite et l'oreillette gauche du cœur, entre le ventricule droit et le ventricule gauche; entre l'artère aorte, et la pulmonaire; d'où il résulte que, pendant que les oreillettes du cœur sont distendues et pleines de sang, les ventricules se trouvent vides et contractés; les artères sont dans le même temps dilatées et pleines, et vice versa.

32. Dans la circulation sanguine, chez les mammifères, le sang artériel passe

des extrémités capillaires des veines pulmonaires dans les rameaux plus amples ,
qui le versent dans l'oreillette gauche du
cœur; de celle-ci le sang descend dans le
ventricule correspondant du même côté,
qui le pousse dans l'aorte, pour être distribué dans tout le système artériel , jusqu'à ses plus petites ramifications.

33. La circulation veineuse chez les
mammifères commence par le système capillaire général. Le sang passe des racines
veineuses aux veines plus considérables;
celles-ci le versent dans l'oreillette droite,
d'où il va dans le ventricule correspondant, qui, enfin, le transmet par l'artère
pulmonaire, et par ses dernières ramifications dans le système capillaire des
poumons.

34. La circulation du sang allant des
capillaires pulmonaires à toutes les parties

du corps, et de celles-ci aux poumons, démontre que les solides agissent sans cesse sur ce fluide, lui communique une impulsion et le dirige alternativement du centre à la circonférence, et de celle-ci au centre.

35. Durant la circulation artérielle, le sang se dépouille successivement de sa matière nutritive albumineuse et fibreuse; perd une portion d'humeur aqueuse et de calorique; se surcharge d'hydrogène et de carbone, et, réduit à l'état de sang veineux, passe enfin dans les veines.

36. Le sang veineux, dans sa circulation, reçoit le chyle, et tout ce que lui apporte le système absorbant; ainsi il est plus abondant que le sang artériel.

37. Le but principal de la circulation du sang, spécialement dans le système capillaire, est celui de fournir les maté-

riaux des différentes sécrétions, d'entretenir la nutrition de la machine animale, de remplacer, selon le besoin, les pertes continuelles qu'elle éprouve, et de maintenir enfin une espèce d'excitation vitale dans tout l'organisme.

38. Le cœur des poissons et des reptiles n'ayant qu'un seul ventricule et une seule oreillette, le sang ne s'y porte qu'une seule fois dans la circulation entière.

39. La force et la vitesse du cours du sang, dans une partie quelconque du système vasculaire, sont proportionnées, 1° à la distance qu'il y a entre cette partie et le cœur; 2° à la qualité et quantité du sang; 3° à la capacité et à la force d'action du cœur et des artères (1).

(1) Malgré ce que j'ai déjà dit sur la participation active des parois artérielles dans la circulation du sang dans la note page 39, je prie le lecteur qui pourrait encore partager l'opinion de Bichat,

40. La circulation du sang dans les veines se fait par un courant continuel, tandis que dans les artères elle est intermittente, ou à saccades; et les jets du sang sont plus ou moins isochrones aux contractions de la cavité aortique du cœur.

41. Dans la circulation, chez le fœtus humain, le sang que reçoit là veine cave inférieure, passe entièrement dans l'oreillette gauche du cœur en traversant le trou ovale; de là il est transmis au ventricule du même côté, puis dans l'aorte, et dans toutes ses ramifications. Du sys-

Witringham et autres sur cette question, de lire l'article *arteriarum irritabilitas* dans la dernière édition de l'ouvrage de Soemmering. *De Corpor. Hum. Fabr.* Il y trouvera un grand nombre d'expériences et de raisonnemens qui démontrent évidemment que les tubes artériels sont très-actifs dans les phénomènes du pouls. Le manuel de physiologie publié dernièrement par le professeur Médici de Bologne, (1834) contient aussi plusieurs argumens en faveur de cette même opinion. *Le Trad.*

tème artériel, le sang va dans les diverses branches de la veine cave supérieure, entre dans l'oreillette droite, puis dans le ventricule du même côté, qui le pousse dans l'artère pulmonaire. Les poumons ne reçoivent qu'une légère portion du sang; car la plus grande partie est transmise, par le canal artériel, à l'aorte descendante. Le superflu du sang traverse les artères ombilicales et va se perdre, en dernier lieu, dans le placenta.

42. Plus le fœtus approche de l'époque de sa naissance, plus il y a de sang distribué dans les poumons et moins il en passe dans le canal artériel; d'après cela la quantité du sang dans l'artère pulmonaire est en raison directe de l'âge du fœtus, et elle est en raison inverse, dans le canal artériel.

GENRE TROISIÈME.

DE LA RESPIRATION.

Des organes destinés à la respiration dans les différentes classes d'animaux. — Mécanisme de l'inspiration et de l'expiration chez les animaux à sang chaud. — Rapports de cette fonction avec la circulation du sang. — Phénomènes chimico-vitaux qui succèdent dans la respiration relativement à l'air et au sang. — Transpiration pulmonaire. — Modifications que présente la respiration suivant l'âge, le sexe, le tempérament, l'état de veille et de sommeil. — But et nécessité de cette fonction.

1. La respiration a lieu chez tous les animaux, mais elle s'opère chez eux par des moyens très-variés et avec une activité différente.

2. Le contact de l'air est indispensable à tout être vivant; car les animaux mêmes qui vivent constamment dans l'eau, y trouvent une certaine quantité d'air suffisante et propre à leur existence.

3. Tous les animaux qui ont un cœur, et conséquemment une vraie circulation, respirent par un appareil particulier.

3. Les organes de la respiration sont toujours dans les différens animaux, eu égard à leur propre organisation, en rapport réciproque et intime avec ceux de la circulation.

4. Dans tous les animaux où la respiration est localisée, l'organe spécial pour l'effectuer, offre une structure vasculaire très-fine, spongieuse et capable de présenter à l'air une surface très-étendue, comparativement à son volume.

5. Chez les mollusques, chez les vers à

sang rouge, et chez les crustacés, la respiration a lieu par le moyen des branchies *circonscrites*. L'appareil central de la respiration est formé, dans les poissons, par deux branchies aquifères, et chez les insectes par des trachées qui se répandent dans tout leur corps ; chez les vrais zoophytes, les méduses, et les polypes, tout le corps paraît respirer, car on ne distingue en eux aucun organe spécial pour cette fonction.

6. Chez les animaux à sang chaud la respiration se fait par le moyen d'un double mouvement alternatif d'inspiration et d'expiration.

7. Lors de l'inspiration les poumons se dilatent en tous sens et suivent les parois de la poitrine; tandis qu'ils se resserrent de même dans l'expiration.

8. Tous les animaux à sang chaud

maintiennent les poumons, pendant toute
la durée de leur vie, dans un exercice
continuel de contraction et de dilatation.
Ce mouvement alternatif attire l'air dans
les poumons et le pousse au dehors; ce qui
facilite beaucoup la circulation du sang
dans leur tissu vasculaire.

9. Le fœtus des mammifères ne respire
point, tant qu'il est renfermé dans les membranes de l'œuf; la respiration ne commence chez lui qu'au moment de la naissance; elle débute par une inspiration, et
doit finir par une expiration.

10. La capacité du thorax chez le fœtus
est dans une proportion déterminée avec
la grandeur absolue des organes qu'il contient.

11. Il y a en général une proportion
déterminée entre l'activité de la respiration et l'énergie des autres fonctions in-

ternes, telles que la digestion, la circulation, etc.

12. Les amphibies reptiles, et les amphibies serpens, en raison de leur organisation particulière, peuvent suspendre à
volonté la respiration, sans arrêter la circulation du sang.

13. Dans les animaux à circulation
pulmonaire complète, les mouvemens
d'inspiration et d'expiration se succèdent
promptement les uns aux autres, tandis
que chez les reptiles et autres animaux,
ces mêmes mouvemens sont plus lents et
plus irréguliers.

14. Les poumons des animaux à sang
chaud sont passifs dans l'inspiration,
mais ils aident le mouvement d'expiration
par une force qui leur est propre.

15. La course et toute action musculaire accélérée, ainsi que les affections

morales fortes et subites, activent les mouvemens respiratoires ; on obtient aussi
ce même résultat par toutes les causes qui
accélèrent la circulation du sang. Il existe
en général un rapport très-sensible entre
la quantité d'oxigène absorbé par la respiration , dans un temps donné , et la vivacité de ses mouvemens.

16. Les mouvemens des poumons chez
l'adulte varient de dix-huit à vingt-quatre par minute.

17. Dans les mammifères et chez les
oiseaux, les mouvemens respiratoires contribuent beaucoup, à leurs différentes manières de s'exprimer; c'est-à-dire à la voix,
au rire, au chant, à l'éternument, au bâillement, aux sanglots , au hoquet, etc. (1).

18. Chez l'adulte chaque inspiration

(1) *Voy.* Genre IV. *De la voix.*

introduit dans les poumons 655 centimètres cubes environ d'air atmosphérique.

19. Les mouvemens respiratoires, chez l'adulte, sont en rapport avec les battemens artériels comme 5 à 1. Cet accord de la respiration avec la circulation du sang n'est pourtant pas toujours égal; plusieurs circonstances peuvent le faire varier.

20. Les dilatations des poumons de l'homme, avant et après l'inspiration, sont entre elles comme 109 à 123 environ.

21. Le sang veineux porté dans les poumons par l'artère pulmonaire perd son excès de carbone et d'hydrogène; il acquiert une portion d'oxigène atmosphérique, et de calorique qui se développe par cette combinaison. Ce sang prend alors une belle couleur rouge, devient

écumeux, plus chaud, plus léger et plus fluide.

22. La portion d'oxigène atmosphérique que le sang veineux acquiert par la respiration, le rend plus coagulable, lorsqu'il est déposé par les capillaires artériels dans le tissu animal vivant pour en opérer la nutrition.

23. La quantité d'oxigène qu'absorbe le sang, dans l'acte de la respiration, pendant l'hiver, est plus considérable que pendant l'été.

24. Les animaux, après avoir mangé, absorbent, par la respiration, une plus grande quantité d'oxigène atmosphérique que lorsqu'ils sont à jeun. La consommation d'oxigène est en raison du besoin qu'ont les différens fluides combinés au sang de s'y assimiler.

25. L'air expiré contient plus d'acide

carbonique, et moins d'oxigène que l'air inspiré. Cela pourtant varie selon une foule de circonstances. Avec l'air inspiré, il s'exhale aussi des poumons une vapeur aqueuse (*perspiration pulmonaire*).

26. Les oiseaux qui s'élèvent dans leur vol jusque dans les régions où l'air est peu respirable, ont une structure particulière qui leur sert à conserver dans certaines vésicules une portion d'air respirable pour s'en servir au besoin (1).

(1) Les poumons des oiseaux ne sont ni divisés en lobes, ni libres comme dans les mammifères, mais ils sont attachés à l'épine du dos, et recouverts d'une membrane criblée d'ouvertures qui est en rapport avec les cellules pulmonaires : c'est par ces trous que l'air inspiré s'échappe pour se rendre dans un grand nombre de vésicules ou réservoirs qui se prolongent entre les viscères du bas ventre et qui communiquent entre elles. C'est par là que l'air passe jusque dans les canaux des os longs qui chez eux sont dépourvus de moëlle. Par ce moyen les volatiles se rendent plus légers, volent plus aisément, et se réservent encore une portion d'air qui peut leur servir à la respiration, dans un vol très-rapide ou lorsque ils traversent des régions très-élevées. Dans cette classe d'animaux, les bronches sont douées d'une force contractile qui peut remplacer l'action du diaphragme dont ils sont privés. *Le Trad.*

27. Les oiseaux consomment, dans un temps donné, bien plus d'oxigène, en proportion du volume de leur corps, que les quadrupèdes ; ce qui est dû en partie à l'étendue et à la fréquente répétition de leurs mouvemens respiratoires.

28. La respiration a pour but d'hématoser le chyle et la lymphe, et de rendre au sang veineux les caractères nécessaires à la nutrition, aux différentes sécrétions, à la calorification et à l'irritabilité de la fibre motrice.

29. Parmi les avantages qu'offre la respiration, un des plus signalés est de ranimer la force musculaire, en rendant à la fibre son irritabilité épuisée. Aussi la faculté motrice, ainsi que l'activité vitale, chez les différens animaux à double circulation, répondent précisément à la quantité et à l'intensité de leur respiration.

3o. Moins la respiration est apte à rétablir l'irritabilité de la fibre animale, plus difficilement cette propriété de la fibre pourra s'épuiser (1).

31 Les animaux à sang chaud, sujets à devenir léthargiques, se trouvent dans la même condition des animaux à sang froid, eu égard à la dose d'oxigène qu'exige leur respiration pendant leur état de léthargie.

(1) On a un exemple frappant de la justesse de ce théorème physiologique dans les reptiles, dont les chairs palpitent et se contractent long-temps après leur mort; tandis que chez les animaux à sang chaud, cette propriété de la fibre musculaire se perd en se refroidissant. *Le Trad.*

GENRE QUATRIÈME.

DE L'ABSORPTION ET DE LA TRANSPIRATION.

—

De l'absorption et de l'exhalation en général. — Des vaisseaux
lymphatiques, de leur structure, de leur action et de leur origine. — Du chyle; de sa nature, et de son passage dans le sang.
— De la transpiration cutanée, et plus particulièrement de la sueur.
— Des indications que remplissent l'absorption et la perspiration
dermoïde et pulmonaire. — Des follicules sébacées; de la sébacine; de son utilité. — De l'exhalation des membranes séreuses
et muqueuses.

———

1. L'imbibition et l'exhalation peuvent
avoir lieu dans presque tous les tissus
organiques. Ces deux fonctions s'exercent
pendant toute la vie, et dans tous les êtres

vivans; bien souvent leur marche est iso-chrone.

2. Plus le corps d'un animal s'appro-che du point de saturation, relativement aux liquides qu'il doit avoir, plus ces derniers pénétreront difficilement son tissu; le contraire a lieu à l'égard de l'exhalation.

3. La rapidité et la facilité de l'imbibition sont en raison inverse de la densité des liquides qui se trouvent en contact avec les tissus organiques, et en raison directe de la spongiosité et vascularité de ces mêmes tissus.

4. L'absorption des liquides, de quelque nature qu'elle soit, paraît se faire de préférence, chez les mammifères, par le moyen des vaisseaux lymphatiques (1).

(1) Pour que le phénomène de l'absorption ait complétement lieu, il faut que le liquide qui a pénétré dans la cavité d'un vaisseau par imbibition, soit transporté dans le torrent de la circulation. Il me paraît que les raisons émises par Swammerdam, Kaaw, et Hermann

5. Tout vaisseau absorbant tire son origine d'un filament celluleux qui devient progressivement une villosité, un capillaire, et enfin un tronc lymphatique.

6. Lorsqu'un liquide quelconque a pénétré par endosmose dans la cavité des lymphatiques les plus déliés, il avance dans leur plus gros tronc par le moyen

Boerhaave, Haller, Lieberkuhn, Mekel, Caldani, Gmelin, Magendie, Ribes, Westrumh, Fodéra, Mayer, Lawrance, Seiller, et autres anatomistes qui porteraient à croire plus à une absorption par les veines que par les lymphatiques, ne peuvent valoir les argumens de ceux qui bornent cette propriété aux seuls lymphatiques. On compte parmi ces derniers les deux Hunter, Bouwson, Rezia, Sografi, Assalini, Desgenettes, La-Haave, Morgagni, Cruiskank, Monro, Gallini, Cuvier, Reiseisen, Soemmering, Prockaska, Jacopi, Dupuytren, Cruveilhier, Lauth, Tiedemann, Fohmann, etc. Au reste, la doctrine de l'absorption, depuis le phénomène de l'*endosmose*, découvert par Dutrochet, ne peut plus être un point de discussion parmi les physiologistes, du moins relativement aux tissus organiques; car pour le transport des différens fluides qui sont versés dans le sang, il paraît plus particulièrement se faire par les vaisseaux lymphatiques, ainsi que le dit notre auteur.

Le Trad.

d'un mouvement péristaltique, progressif et continu.

7. Les fluides, en pénétrant les vaisseaux lymphatiques, en excitent la portion qu'ils remplissent : cette portion se contracte sur elle-même, diminue sa cavité ; et le fluide qui y est contenu est obligé d'avancer, en traversant le sphincter ouvert ; et ainsi successivement (1).

(1) Comme on comprendrait difficilement ces trois dernières lois, sans avoir une idée de l'opinion de l'auteur relativement à la structure des vaisseaux lymphatiques, et à leur manière d'agir, je vais l'exposer. Le professeur Mojon ayant placé des vaisseaux lymphatiques sur une plaque de verre, et les ayant ouverts dans toute leur longueur, a reconnu, à l'aide du microscope, que ce que les anatomistes regardent comme des valvules ou replis de leur membrane interne ne sont autre chose que des vrais sphincters. Ces sphincters sont formés par des fibrilles circulaires qui, diminuant d'espace en espace le calibre du tube lymphatique, donnent lieu aux nodosités que l'on remarque à son extérieur. Ces rétrécissemens sont encore plus visibles lorsqu'on injecte les lymphatiques avec un liquide quelconque. On les observe aussi très-distinctement quand ils sont dans un état presque variqueux, comme chez les sujets morts d'anasarque. On prendrait volontiers un vaisseau lymphatique pour une suite d'*utricules* alongés, se tenant bout à bout : le canal étant plus étroit à l'endroit de chaque articulation.

Si l'on tire les deux bouts d'un lymphatique variqueux en sens

8. L'absorption se fait avec plus d'activité dans les enfans et chez les femmes,

contraire, ses nodosités extérieures disparaissent presque entièrement, ainsi que les prétendues valvules intérieures.

Le professeur Mojon a observé, en outre, que la membrane fibreuse des lymphatiques, dont parle assez exactement Mascagni, a ses filamens longitudinaux d'un étranglement à l'autre, bien plus nombreux que les obliques. Cette croisure fibrillaire forme un tissu, comme une espèce de store ou maille fibreuse très-serrée.

Les fibres longitudinales ont leurs deux bouts attachés aux transversales, qui constituent, selon la manière de voir de l'anatomiste génois, les sphincters ou rétrécissemens des lymphatiques. Ainsi, les fibres longitudinales, en se contractant, rapprochent un sphincter de l'autre, tandis que les fibres obliques en diminuent le diamètre. Toutes ces fibres, prenant leur point d'appui sur les fibres circulaires inférieures, dilatent les sphincters supérieurs en en tirant en bas la circonférence.

Au moyen de ce mécanisme physico-vital, le fluide qui pénètre un lymphatique irrite la portion du vaisseau qu'il remplit; cette portion se contracte sur elle-même, diminue sa cavité, et le fluide qui y est contenu est obligé d'avancer, en traversant le sphincter ouvert, ainsi successivement. Ce mouvement péristaltique se fait à l'instar de celui des intestins.

On observe ce mouvement vermiculaire très-distinctement dans les vaisseaux lactés mésentériques des animaux qu'on ouvre deux ou trois heures après leur avoir donné une bonne nourriture.

En admettant cette organisation des lymphatiques, on peut expliquer le mouvement rétrograde admis par Darwin et autres, des fluides contenus dans le système absorbant; ce qui serait incompatible avec un appareil valvuleux.

Si ce système de vaisseaux était valvuleux, pourquoi, dit le docteur Mojon, en ouvrant dans toute sa longueur un lymphatique, ne présente-t-il jamais que deux croissans parallèles d'espace en

que dans les adultes. Elle est plus énergique pendant le sommeil, et vers le matin que dans le reste de la journée; elle est ordinairement moins active au dehors du corps qu'en dedans; elle est enfin d'autant plus difficile, à se faire dans un tissu

espace, l'un à droite, l'autre à gauche, et jamais un et deux demi? Cela pourtant devrait arriver assez souvent, si ces croissans étaient de vraies valvules, à l'instar de celles des veines.

La difficulté que l'on rencontre quelquefois à injecter les vaisseaux lymphatiques en direction contraire du fluide qui les parcourt, est due à ce que les sachets formés par les sphincters, et le relâchement de leurs parois, en se remplissant de la matière de l'injection, s'enflent, et ferment par-là l'ouverture du vaisseau lymphatique.

L'observation maintes fois répétée, que les fluides différemment coloriés, dont on injecte les vaisseaux lymphatiques, ne se répandent jamais ni dans le tissu cellulaire, ni dans le parenchyme des viscères, à moins de quelque lacération, fait croire à M. Mojon que ces vaisseaux n'ont aucun orifice béant, et qu'ils tirent leur origine d'un filament celluleux qui devient progressivement une villosité, une spongiole aréolaire, un capillaire, et enfin un tronc lymphatique. Il croit de même que l'action absorbante de ce système des vaisseaux se fait par une espèce d'imbibition à travers la porosité de leurs rameaux les plus déliés, à l'instar d'une éponge. Une fois que le liquide a pénétré par ce moyen d'endosmose dans la cavité des branches les plus exiguës des lymphatiques, il avance dans les troncs plus gros par le moyen d'un mouvement péristaltique progressif et continu propre au système absorbant.

quelconque, que celui-ci est déjà plus abreuvé de liquide.

9. L'absorption et l'exhalation qui ont lieu sur la surface des membranes séreuses, s'exercent simultanément, et avec la même activité.

10. Les lymphatiques de la surface externe du corps, y compris ceux de la cavité de l'estomac, des intestins, des poumons, de la vessie urinaire, des narines, etc., ne réabsorbent ordinairement point ce qui a été déposé par les exhalans, ou par exosmose sur ces mêmes surfaces; tandis que les lymphatiques qui tapissent toute autre cavité repompent les mêmes fluides qu'ils y trouvent déposés. Il arrive de là que dans les cavités internes les absorptions équivalent parfaitement à des exhalations analogues.

11. C'est par l'absorption et par la circulation, spécialement lymphatique, que tous les élémens liquides de réparation et d'accroissement sont introduits dans l'économie animale, et versés dans le système veineux.

12. L'absorption du chyle se fait par les vaisseaux lactés intestinaux qui le transportent dans les glandes mésentériques et de celles-ci dans la citerne de *Pecquet*, d'où il est versé dans le sang par le conduit thoracique.

13. Le chyle provient de la pâte chymeuse. Chez les mammifères, il est ordinairement opaque, d'une couleur blanche, laiteuse, d'une odeur légèrement spermatique, d'un goût alcalin. Il contient de la fibrine, de l'albumine, du phosphate de chaux et du chlorate de sodium, en proportions variables.

14. Chez les oiseaux, les reptiles et les poissons, le chyle est limpide et transparent. Dans ces deux dernières classes d'animaux le chyle n'a aucune glande conglobée à traverser pour se combiner au sang.

15. La perspiration cutanée est plus ou moins abondante chez les différens individus, et dans les diverses parties de la surface du corps. Elle n'a pas non plus les mêmes caractères chez tous les animaux, et dans toutes les régions du même animal.

16. La perspiration cutanée est plus abondante en été qu'en hiver; elle est plus grande chez les jeunes sujets que chez les vieillards, et plus encore dans l'état de veille que pendant le sommeil.

17. La transpiration est ordinairement abondante vers la quatrième et la cin-

quième heure après le repas. Les boissons l'augmentent plus que les alimens solides.

18. La transpiration cutanée est en raison composée de la force de la circulation du sang, de l'énergie vitale et de la perméabilité de l'organe tégumentaire, ainsi que de la qualité dissolvante de l'air.

19. L'haleine ou l'exhalation pulmonaire est plus abondante, proportionnellement à la superficie des poumons, que la transpiration cutanée à l'égard de l'étendue de la peau.

20. La sueur se manifeste lorsque l'humeur perspirable portée à la peau surpasse la capacité dissolvante de l'atmosphère.

21. La sueur est liquide, transparente, plus ou moins visqueuse, d'une saveur légèrement salée; on y trouve ordinairement de l'acide acétique, du phosphate et du chlorure de calcium, de l'hydro-

chlorate de sodium et de potassium, de l'albumine, etc. Souvent la sueur aux aisselles, autour des parties génitales, et entre les orteils est plus alcaline qu'acide.

22. La qualité de la perspiration cutanée varie relativement au sexe, à l'âge, au tempérament, à la qualité des alimens, et par bien d'autres circonstances.

23. La surface du corps des animaux, indépendamment de l'humeur de la perspiration, exhale encore du gaz acide carbonique, et une vapeur particulière qui varie par une foule de circonstances fortuites. Ainsi la transpiration tégumentaire sert à décarboniser le sang comme le fait la respiration.

24. La perspiration tégumentaire rend la peau souple et favorise ainsi ses fonctions tactiles ; elle épure de même l'économie animale de plusieurs principes

excrémentitiels ; elle entretient enfin dans un équilibre normal la chaleur et l'électricité animales.

25. Il s'opère par les follicules sébacés de la peau une sécrétion particulière d'une substance grasse, épaisse, onctueuse, qui lubrifie la surface tégumentaire (sébacine). Cette substance a une odeur particulière, nauséabonde, qui varie sur les différentes parties de la peau.

26. La sébacine empêche la surface cutanée de se dessécher ; elle en adoucit le frottement ; elle donne à la peau un aspect luisant, la rend souple, et sert peut-être aussi, à entretenir, de même que la sueur, un juste équilibre dans la température animale.

27. L'exhalation des membranes séreuses sert à humecter les parties qui sont en contact avec elles, à en favoriser le

glissement, et à en empêcher l'adhérence morbide.

28. La perspiration qui humecte continuellement les membranes muqueuses sert à les rendre souples et plus aptes au développement et à l'exercice de leurs actions respectives (1).

(1) Nous voyons effectivement que la mucosité qui humecte la membrane pituitaire sert à dissoudre et à arrêter les mollécules odorantes qui pénétrent dans les narines. Dans la caisse du tympan, elle entretient dans un état favorable aux usages qui lui sont dévolus, les corps qui y sont enfermés. La perspiration de la muqueuse des voies gastriques est utile, dans la bouche, pour la gustation, l'insalivation et la prononciation ; dans le pharynx et dans l'œsophage, pour la déglutition ; dans l'estomac et dans tout le tube intestinal, pour la chymification, la chylification, et pour faciliter l'évacuation des matières fécales. La mucosité de la vessie urinaire défend cet organe de l'irritation trop vive que pourraient produire sur elle les différens sels contenus dans l'urine. L'exhalation de la muqueuse des voies aériennes enfin s'oppose à leur desséchement, et facilite leur action propre.   *Le Trad.*

GENRE CINQUIÈME.

DES SÉCRÉTIONS.

———

Des organes sécrétoires; de leur action particulière.—Des sécrétions
des différentes humeurs animales, telles que la synovie,
les larmes, la salive, le suc gastrique, la bile, le suc pancréatique, le lait, l'urine, le sperme et la graisse; de leur composition
chimique, et de leur utilité.

———

1. Toute sécrétion se fait, dans la machine animale, ou par la porosité particulière ou maille fibreuse des membranes,
ou par les extrémités des vaisseaux capil-

laires, ou enfin par les glandes proprement dites.

2. Chez tous les vertébrés, et chez plusieurs autres animaux, le plus grand nombre de sécrétions est dû spécialement à l'appareil glandulaire.

3. Chaque glande jouit d'une sensibilité ou manière d'être qui lui est propre, pour percevoir, choisir et combiner les élémens composant le liquide dont elle fait la sécrétion (1).

(1) Le choix particulier que chaque glande fait d'une humeur de préférence à une autre, en tirant du sang les matériaux propres à leur composition, est appelé par Darwin *appétit animal*. Selon ce physiologiste, les petites ouvertures qu'il suppose exister aux extrémités des vaisseaux lymphatiques ainsi que celles des autres vaisseaux propres aux différentes glandes, justement en raison de cette appétence vitale, absorbent les élémens des fluides qui lui sont nécessaires, soit pour réparer les pertes qu'entraîne continuellement le mouvement vital, soit pour augmenter les parties qui ont besoin d'un plus grand développement. Darwin non-seulement attribue à chaque glande cette appétence particulière pour extraire du sang les matériaux propres à son goût; mais encore chaque pore, quelque petit qu'il soit, s'approprie moyennant ce choix physico-vital la matière dont il a besoin. C'est ainsi que la nutrition s'exécute,

4. Lorsqu'une glande entre en fonction, elle devient un centre d'action vers lequel le sang se dirige de préférence : Alors elle s'enfle, durcit, et passe à un état d'orgasme vital et presque d'érection.

5. Quoique les sécrétions dépendent de l'action de l'organisme propre à chaque glande, autant que de la quantité et qualité du sang qui s'y porte, elles sont souvent aidées par les secousses que la glande reçoit des parties environnantes mises en mouvement (1).

de la même manière que les sécrétions ; ces deux fonctions ne diffèrent l'une de l'autre qu'en ce que l'une s'approprie et retient les particules qu'elle a choisies dans le sang, tandis que l'autre les laisse échapper. D'après l'état actuel de la science de l'organisation, on peut regarder la nutrition et les sécrétions comme des opérations identiques, ou pour mieux dire, comme de simples modifications d'une même fonction ; de sorte qu'on peut dire avec Ruysck que la machine animale n'est qu'une seule glande ; ou avec les modernes, que toutes les fonctions relatives à l'accroissement du corps, à la réparation de ses pertes, et aux sécrétions se réduisent en dernière analyse à l'*endosmose* et à l'*exosmose* ou acquisition et émission.

Le Trad.

(1) Nous trouvons des exemples de cette loi dans les mouvemens

6. Chaque glande se trouve en rapport avec les principes ou élémens de l'humeur qu'elle sépare. Ainsi nous voyons les glandes salivaires donner toujours de la salive, le foie de la bile, les reins de l'urine, les testicules du sperme, etc.

7. Chaque glande a ses relations de sympathie, non-seulement avec d'autres glandes, mais encore avec d'autres organes particuliers. Les testicules sympathisent avec les organes de la voix, le foie avec l'encéphale, les reins avec l'estomac, les mamelles avec la matrice, etc.

8. Les passions très-vives altèrent notablement plusieurs sécrétions : les unes

des muscles buccinateurs, et de la langue pour faciliter la sécrétion et l'excrétion de la salive au moment de la mastication; dans ceux de l'estomac, pour aider l'action du pancréas et de la rate pendant la digestion; peut-être même dans ceux des crémastères pour activer le travail des testicules dans le coït, etc.   *Le Trad.*

augmentent, d'autres se rallentissent, et d'autres enfin s'arrêtent tout-à-fait.

9. Les diverses sécrétions ont une influence réciproque entre elles, de sorte que l'augmentation de l'une fait diminuer les autres; *et vice versa.*

10. La réparation des humeurs animales a lieu toutes les fois qu'un organe sécrétoire quelconque enlève au sang une partie donnée des élémens qui le composent, en s'emparant des matériaux nécessaires à la formation d'un nouveau liquide qui n'existait pas dans le sang avant cette élaboration.

11. Les différences des fluides sécrétés sont constamment en rapport avec celles des organes employés à leur confection.

12. L'humeur synoviale favorise les mouvemens articulaires, le gissement

des tendons, et l'élasticité des ligamens.

13. La glande lacrymale sécrète un fluide aqueux transparent qui humecte constamment la surface de l'œil. Cette humeur est plus abondante dans l'enfance et chez la femme que chez l'homme.

14. Les larmes sont limpides, inodores et d'une saveur salée. On trouve dans cette liqueur mucoso-séreuse du chlorate et du carbonate de soude, et du phosphate de soude et de chaux.

15. Les glandes sous-maxillaires, les sublinguales, et les parotides composent l'appareil destiné à la sécrétion de la salive chez tous les mammifères. Les oiseaux n'ont que les glandes sublinguales, et les animaux qui vivent dans l'eau en sont tout-à-fait privés.

16. La salive est un liquide visqueux,

diaphane, inodore, légèrement salé et écumeux. Elle est très-avide d'oxigène; elle est formée d'eau, d'albumine, de mucus, de chlorure de potassium et de sodium, de carbonate et de phosphate de chaux.

17. La sécrétion et l'excrétion de la salive augmentent par la présence des alimens dans la bouche, par leurs qualités âcres et irritantes; par les mouvemens de la mastication, et même par le simple souvenir d'un mets agréable.

18. Le suc gastrique s'oppose à la putréfaction des alimens avalés, tant qu'ils séjournent dans l'estomac; il les ramollit et les dissout. Ce suc est composé d'une grande quantité d'eau, d'un peu de substance gelatino-muqueuse; il contient en outre quelques sels à base de chaux; de l'hydrochlorate de potasse, de soude et

d'ammoniaque : sa couleur est ordinairement d'un gris clair diaphane.

19. Le foie est l'organe sécrétoire de la
bile; la vésicule du fiel est destinée à la
contenir, à la perfectionner en la rendant
plus épaisse, plus colorée et plus amère;
enfin à la verser dans le duodénum
quand le besoin l'exige.

20. Dans tous les animaux qui ont une
vésicule biliaire, on rencontre deux qualités ou variétés de bile : l'*hépatique* et la
cystique. La première est d'un jaune ver-
dâtre, moins amère, moins épaisse, et
plus limpide que la seconde.

21. La bile cystique des animaux herbivores est visqueuse, d'un jaune obscur,
très-amère, d'une odeur désagréable :
elle est soluble dans l'eau; celle des carnivores, des amphibies et des poissons a
une couleur verte foncée; elle est très-

soluble dans l'alcool, mais fort peu dans l'eau. La bile du *crotalus orridus* est bleue; celle des gallinacées est ordinairement jaune, d'une consistance huileuse et soluble dans l'eau; celle de l'homme enfin est plus dense que celle des herbivores: elle est d'une odeur fade, nauséabonde, d'une saveur amère, parfois légèrement sucrée; elle contient de la chlorestine, de la résine, du pycromel, du mucus, de l'albumine et plusieurs sels (1).

22. Le pancréas est l'organe sécrétoire du suc qui porte son nom. Cette glande existe dans le plus grand nombre des animaux sous des formes, des couleurs et des grosseurs différentes; elle est très-volumineuse chez les herbivores, et moins chez les carnivores.

(1) Voyez classe première, ordre I, genre I, de la digestion, lois 23 et 42.

23. Le suc pancréatique est un liquide très-analogue à la salive, transparent, inodore, d'un goût fade, un peu salé, et gluant: il est utile à la digestion duodénale.

24. Les glandes mammaires, chez les femelles des vivipares, sont les organes sécréteurs du lait; leur nombre, leur position et leur forme varient considérablement dans les différentes espèces de mammifères; la capacité de ces glandes à sécréter le lait, dure tant que la femelle est apte à la fécondité (1).

25. La succion du mamelon éveille la sécrétion et l'excrétion du lait; elle en augmente la production, et en entretient la formation. Ce fluide sert de première

(1) Voyez classe II, ordre III, genre II, de la gestation, lois 17 et 18.

nourriture aux nouveau-nés des mammifères.

26. Le lait est un liquide blanc, opaque, légèrement visqueux, d'une saveur douce, d'une odeur agréable; il est composé de beurre, de caséum, de sucre de lait, de lactate de fer, d'acétate et de chlorate de potassium, de plusieurs phosphates, etc. Tous ces principes varient dans leurs proportions chez les divers mammifères. Les différentes époques de l'allaitement, et le genre de nourriture particulière le font également varier.

27. Le lait, *colostrum*, qui est sécrété dans les premiers jours de l'accouchement est très-liquide, d'une couleur opale claire, insipide, non coagulable par la présure; fort peu butireux, et parfois sanguinolent. Les qualités particulières du *colostrum* le rendent très-propre à faciliter

l'évacuation du *méconium* qui embarrasse le tube gastrique du nouveau-né.

28. Tous les animaux vertébrés ont deux reins destinés à la sécrétion de l'urine. L'appareil urinaire présente des variations notables dans les différens animaux, soit dans chaque organe particulier qui le constitue, soit dans son ensemble.

29. L'urine formée par l'action des reins, descend dans la vessie par les uretères. Lorsque ce fluide est réuni dans ce réservoir en quantité proportionnée à sa capacité, le besoin de l'émettre se fait sentir : alors la vessie se contracte sur elle même en appelant à son aide l'action du diaphragme et des muscles abdominaux ; puis l'urine sort par jet.

3o. L'excrétion de l'urine amène ordinairement un soulagement d'autant plus sensible que le besoin d'uriner était plus pressant.

31. Le séjour de l'urine dans la vessie est en raison directe de son ampleur, et en raison inverse de son irritabilité, et de sa sensibilité, autant que des qualités irritantes de l'urine.

32. La quantité de l'urine qu'on émet dans un temps donné est en raison inverse de la perspiration tégumentaire, et en raison directe de la boisson et de l'absorption cutanée.

33. L'impétuosité avec laquelle l'urine est poussée avec jet du corps de l'animal, est en raison de l'ampleur de la vessie, de sa propre énergie, des forces qu'elle appelle à son aide, et du rétrécissement de l'urètre.

34. La qualité de l'urine varie chez les divers animaux, et dans les différens âges

du même animal; elle varie aussi selon les alimens et les boissons dont on fait usage; et enfin, chez le même individu, dans les différentes heures de la journée; de sorte qu'on peut dire, que, parmi tous les fluides animaux, l'urine est celui qui offre le plus grand nombre d'élémens et des qualités plus variées.

35. L'urine de l'homme adulte est transparente, d'une couleur citrine plus ou moins claire, d'une odeur particulière, d'une saveur un peu âcre, piquante, salée et dégoûtante; elle contient, en diverses proportions, de l'urée des acides urique, benzoïque, lactique et plusieurs sels, le tout dissous dans une grande quantité d'eau, et combiné à une substance mucoso-gélatineuse.

36. L'urine du fœtus humain est incolore, sans odeur, et un tant soit peu mu-

queuse. Celle des petits enfans n'a presque
pas d'urée et de phosphates calcaires;
mais elle est très-riche en acide benzoïque. Chez les adultes, et spécialement
chez les vieillards, l'urine contient une
grande quantité d'acide urique et d'urée.

37. L'urine est la plus putrescible de
toutes les humeurs animales: dans cet état,
elle développe de l'ammoniaque en abon-
dance.

38. La sécrétion du sperme s'opère
par les testicules; les vésicules séminales
sont destinées à le contenir, et peut-être
même à le perfectionner. Ces réservoirs
n'existent pas chez les ruminans, les
carnivores, et chez plusieurs cétacés.

39. Les oiseaux, les reptiles et les poissons, ont les testicules renfermés dans
l'abdomen. On n'en trouve pas chez le
gemmipares. En général, l'appareil géné-

rateur présente des modifications notables dans les différentes classes d'animaux.

40. La sécrétion du sperme n'a lieu qu'à l'âge de puberté, et dure jusqu'à un âge plus ou moins avancé. Son but le plus essentiel est la fécondation du germe. Le sperme peut devenir utile au développement des forces physiques et des facultés intellectuelles, lorsqu'il est réabsorbé et porté dans le torrent de la circulation.

41. Le sperme humain aussitôt éjaculé est d'un blanc mat, plus ou moins gélatineux, et d'une odeur particulière analogue à celle du pollen du châtaignier, du dattier, etc. Il est tantôt insipide et tantôt salé; il offre au microscope des points mobiles en tout sens, très-nombreux. Dans son état naturel, il est insoluble dans l'eau. Il se coagule d'abord au con-

tact de l'atmosphère, et ensuite il se li-
quéfie. Il tient en dissolution un mucilage
animal particulier, de la soude, du phosphate et un peu d'hydrochlorate de chaux :
au reste, le sperme varie dans les diverses
espèces d'animaux, et aux différentes
époques de leur vie.

42. La quantité du sperme éjaculé
dans un temps donné, est en raison de la
force physique de l'individu, du temps
qu'il n'en aura pas émis, ainsi que du
plaisir moral que lui causera l'objet de ses
désirs (1).

43. Il y a opposition constante entre la
sécrétion abondante du sperme et celle
de la graisse; et il semblerait même que
la quantité de ces deux fluides soit en
raison inverse l'un de l'autre. Il arrive de

(1) Voyez classe II, genre II; lois 4, 7, 9 10, et 11.

là que l'homme maigrit, s'il fait abus du coït. Un grand nombre d'animaux maigrissent aussi, lorsqu'ils sont en rut, et ils engraissent après avoir été châtrés.

44. La sécrétion de la graisse paraît s'opérer à travers les tuniques des vaisseaux qui se trouvent particulièrement répandus dans le tissu cellulaire où elle est déposée.

45. La graisse est une substance oléagineuse, onctueuse au tact, d'un goût fade, douceâtre, d'une odeur particulière qui varie dans les différentes espèces d'animaux. Elle est plus ou moins blanche, jaunâtre, opaque et consistante. Elle donne à l'analyse de la stéarine et de l'oléine en proportion variable.

46. La graisse est ordinairement plus solide chez les animaux herbivores que chez les carnivores ; dans les volati-

les, elle est molle, onctueuse et très-fusi-
ble; dans les poissons, elle est encore
plus fluide et plus oléagineuse; dans un
grand nombre de ces derniers, ainsi que
dans les cétacés, elle est très-oxigénée,
spermaceti.

47. En général, la quantité et la réparation de la graisse sont en rapport inverse avec le degré d'action des organes,
et en rapport direct avec l'énergie des
fonctions assimilatrices.

48. On n'aperçoit pas de graisse dans
le fœtus, mais beaucoup chez les enfans.
C'est ordinairement vers la quarantième
année qu'elle parvient à son maximum.
Dans la vieillesse, la graisse diminue peu
à peu, et jaunit. En général, les femelles
sont plus grasses que les mâles.

49. La graisse rend les membres souples et flexibles; elle en détermine et

borne les formes et la rondeur ; elle favorise les mouvemens musculaires, et entretient l'équilibre de la chaleur animale ;
elle préserve les papilles nerveuses, et les
viscères qu'elle enveloppe, des irritations
et des violences extérieures. La graisse
étant réabsorbée, peut fournir des matériaux d'assimilation, en cas de besoin,
spécialement aux animaux hibernans (1).

(1) Voyez classe I, genre IV, de l'absorption et de la transpiration.

GENRE SIXIÈME.

DE LA NUTRITION.

Nécessité de la nutrition. — Conditions qu'elle exige ; son but principal. — Du sang considéré comme agent principal de cette fonction. — De l'assimilation; de l'accroissement du corps dans les différens animaux et dans les différens âges de la vie. — De l'ossification, de la structure des os, de leur développement et de leurs usages.— De l'effet de l'âge sur le physique animal. — De la vieillesse et de la mort naturelle.

1. Tous les êtres vivans s'organisent sans cesse, par l'effet de la nutrition, qui n'est que la transformation continuelle

des substances alimentaires en matière vivante.

2. La génération n'est précisément qu'une manière particulière et spéciale de nutrition.

3. Le tissu originaire de tout corps vivant est toujours vésiculaire.

4. Absorption ou imbibition, transmission ou exhalation, voilà la source de tout acte vital nutritif (1).

5. Pour qu'une partie quelconque puisse se nourrir, il faut qu'elle jouisse de la sensibilité et du mouvement.

6. Le pouvoir de se nourrir et de croître par une force de succion, *intus-susceptio*, est dévolu exclusivement aux corps organisés vivans.

(1) Pour bien apprécier la valeur de ces trois dernières lois, il faudrait lire les derniers et excellens écrits de Cuvier, de Dutrochet et de Mirbel. *Le Trad.*

7. Les êtres vivans croissent en attirant continuellement, par une force qui leur est propre, de nouvelles molécules qui viennent s'interposer dans les intervalles de celles déjà existantes.

8. La cessation de nutrition pendant un certain temps conduit nécessairement au marasme et au tombeau.

9. La nutrition est d'autant plus active, que nous sommes plus éloignés de notre état complet d'accroissement.

10. La quantité des élémens liquides des corps vivans est en raison directe de l'activité de la nutrition ; elle diminue conséquemment avec l'âge.

11. Le but principal de la nutrition est de réparer les pertes que les corps organisés éprouvent à chaque instant, et d'en augmenter le volume jusqu'à leur entier accroissement. Par conséquent, la nutri-

tion est toujours proportionnée à la réparation et à l'accroissement de l'animal, ainsi qu'à la rapidité dont ces deux fonctions s'effectuent.

12. Les animaux les plus actifs sont ceux qui exigent le plus de nourriture, car ils éprouvent de plus grandes pertes ; tandis que les animaux les plus paresseux et les plus indolens en exigent moins.

13. Les corps vivans ne peuvent croître indéfiniment, la nature leur ayant assigné des limites qu'ils ne peuvent outrepasser.

14. Chaque organe doit avoir atteint son degré de développement nécessaire pour entrer définitivement en action. Tant que les reins, le foie, l'estomac, les organes génitaux, ne sont pas convenablement formés, ils ne peuvent pas remplir leurs fonctions.

15. Le sang est le modificateur de la

nutrition; car c'est lui qui, en parcourant toutes les parties du corps animal, leur fournit les élémens les plus appropriés à leurs besoins.

16. Du moment que l'animal reçoit l'impulsion vitale, il ne continue à exister que par l'addition successive des substances étrangères à son corps. Ces substances, reçues dans des mailles ou cavités particulières, s'assimilent à son organisme, deviennent partie intégrante de lui-même, et en augmentent le poids et le volume.

17. Les êtres vivans ne se nourrissent que des corps qui ont déjà vécu : il résulte de là que les substances organiques seulement, peuvent alimenter les corps animés.

18. Tous les solides et tous les fluides animaux sont dus à des substances tirées des alimens sous forme fluide.

19. Le chyle changé en sang, moyennant la circulation et la respiration, est
porté par le système artériel dans tous les
points de la machine animale, et il s'y
dépouille de plusieurs de ses principes :
une partie est destinée à en réparer les
pertes, et l'autre à être expulsée du
corps.

20. Dans l'accroissement des animaux,
la quantité du sang artériel prévaut sur
celle du sang veineux, tant qu'existe la
supériorité des forces circulatoires sur les
résistances ; mais quand l'action de la vie
commence à être balancée avec la rigidité
des parties solides, il y a alors une plus
grande dose de sang dans les veines que
dans les artères.

21. Le développement extraordinaire
d'un organe se fait souvent aux dépens des

parties voisines, dont il s'approprie les sucs.

22. Les parties qui se développent plus tard, sont aussi celles qui disparaissent plus tôt, et qui se détruisent plus facilement, ou du moins dont l'activité cesse avant les autres.

23. Dans les premières époques de la vie, l'appétit est plus grand, les forces digestives sont plus énergiques, et la nutrition est beaucoup plus active que dans la vieillesse.

24. A mesure que les animaux croissent, la nature leur apprend à se servir des nouveaux organes que l'exercice concourt à développer.

25. L'assimilation se fait mieux et avec plus d'activité pendant le sommeil que pendant la veille.

27. Le froid ralentit l'accroissement des

corps organisés ; ce qui fait que dans les pays septentrionaux les êtres vivans ne croissent que lentement.

28. De la naissance jusqu'à l'accroissement total, le volume de la tête n'augmente pas en proportion du reste du corps.

29. Quand le corps a acquis toute sa croissance en longueur et en hauteur, il augmente en grosseur ; et quand cette dernière cesse, les solides du corps continuent à durcir.

30. Dans l'enfance, le mouvement ou la force de composition l'emporte sur le mouvement ou la force de décomposition ; car il y a dans cette période de la vie non - seulement réparation des pertes, mais encore accroissement de tout l'organisme.

31. Dans l'âge viril, l'action synthétique

on de composition est égale à la force analytique ou de décomposition. Dans la vieillesse au contraire, c'est le mouvement de décomposition qui l'emporte sur le mouvement de composition; c'est-à-dire que les forces physiques acquièrent une triste prépondérance sur les forces vitales.

32. La taille des animaux est constamment en rapport avec la quantité d'alimens que leur organisation exige.

33. La taille des mammifères herbivores est en général plus forte que celle des carnassiers terrestres. Les animaux frugivores et les insectivores sont constamment plus petits.

34. Les animaux à sang-froid croissent plus lentement que ceux à sang chaud; leurs organes sont aussi plus mous, et ils grossissent pendant toute leur vie.

35. Tous les animaux vertébrés ont un

squelette intérieur: les insectes et les crustacées l'ont à l'extérieur de leur corps sous
forme de test, d'écaille, ou de coquille. Les
mollusques en sont entièrement dépourvus.

36. Le tissu et la consistance des os varient, non seulement dans les divers animaux, mais encore dans les différens os
d'un même animal.

37. Les os des insectes ne prennent leur
dureté complète que lorsque ces animaux
ont acquis leur dernière forme. Il y a
même des animaux dont le squelette reste
toujours cartilagineux. Les crustacées
changent toutes les années leur test ou
écaille.

38. Il n'y a point d'êtres dans le règne
animal dont les os du crâne se réunissent
aussi tard que chez l'homme, et dont les
dents soient si lentes à sortir des gencives.

L'homme est également celui qui exige le plus de temps avant de pouvoir se soutenir sur ses pieds, et de parvenir à l'âge de puberté : comme aussi il n'y a aucun mammifère, comparativement au volume de son corps, qui ait une existence vitale plus longue que celle de l'homme.

39. Tous les os commencent par être gélatineux ; ils passent ensuite à l'état fibreux ou cellulaire ; puis ils deviennent cartilagineux, et en dernier lieu calcaires.

40. Le tissu osseux est le résultat de l'union *organique* et intime des vaisseaux, des nerfs, d'une substance gélatineuse, et de quelques sels à base calcaire et magnésienne (1).

41. La quantité de phosphate calcaire

---

(1) Le mot *organique* que l'auteur emploie ici prouve assez qu'il ne partage pas l'opinion de ceux qui regardent les sels calcaires et magnésiens qui entrent en grande partie dans la composition des os, comme déposés simplement dans les aréoles de leur tissu

qui entre dans la composition des os , est en raison directe de l'âge ; tandis que la flexibilité des os , leur élasticité , ainsi que leur énergie vitale , y sont en raison inverse.

42. Les os plats s'ossifient du centre à la circonférence en rayons divergens ; et les os longs en trois points divers, c'est-à-dire dans leur milieu et dans leurs deux extrémités.

43. Les os commencent toujours par durcir dans les parties où ils doivent avoir le plus de résistance.

44. Quand les fibres osseuses d'un centre d'ossification se touchent dans toutes leurs

cellulaire primitif, ce qui donnerait au système osseux une espèce de nature inorganique ; mais notre auteur croit au contraire que l'ossification est le résultat d'un vrai travail vital et physiologique. Le professeur Mojon a déjà émis dans plusieurs de ses publications l'idée ferme que tout ce qui appartient à la structure d'un animal est toujours organisé, c'est-à-dire le résultat d'un *nisus formationis*, d'une puissance organisatrice de la matière vivante.

Le Trad.

parties avec celles des autres centres les plus rapprochés, les os ne sont alors plus séparés que par des sutures qui peuvent s'effacer plus ou moins promptement.

45. Le temps que les os emploient à acquérir leur dernier degré de consistance est en raison du temps nécessaire à l'entier accroissement de tout le corps.

46. La texture du système osseux en général, et plus particulièrement celle du crâne, est plus solide et plus serrée dans l'homme que dans la femme, chez laquelle les autres tissus organiques sont également moins fermes et moins solides.

47. Il n'y a aucune surface osseuse d'une articulation mobile qui ne soit recouverte d'un cartilage, et qui ne soit humectée de synovie, pour faciliter le glissement d'une surface sur l'autre.

48. Le système osseux sert de point

d'appui et d'attache à plusieurs parties du corps; il en détermine la grandeur, les proportions et les formes. Il renferme et défend quelques viscères, et il soutient la machine entière (1).

49. Quand l'homme approche de la vieillesse, ses membranes commencent à devenir cartilagineuses; les cartilages s'ossifient; les os prennent plus de solidité; et leurs sutures disparaissent; la peau devient sèche et se ride; la transpiration diminue; la force des muscles se perd par degrés, et les mouvemens deviennent lents et difficiles; les liquides forment des concrétions particulières; le sang veineux est plus abondant que l'artériel; la circulation des fluides se fait lentement; la digestion devient lente et pénible; les

____

(1) Classe 1, ordre 11, genre 111 : mouvemens volontaires, lois 77, jusqu'à la 83e.

organes principaux de la génération sont inactifs; la voix devient cassée; les sens s'émoussent; la masse cérébrale se dessèche; la mémoire se perd; l'intelligence fléchit; les cheveux blanchissent et tombent, ainsi que les dents; le visage se déforme par des rides plus ou moins profondes; les yeux perdent leur éclat, et le corps se voûte; l'âge de la décrépitude survient, et la mort arrive, comme la dernière conséquence des actes de la vie.

50. La mort ne doit être envisagée physiquement que comme le commencement de la métamorphose d'un être organisé en un autre, comme une suite nécessaire de la puissance organique de l'univers.

51. Chaque être vivant a sa manière particulière de mourir, comme il a sa manière de vivre.

52. Dans la mort sénile, les extrémités meurent sensiblement avant le tronc; la circulation du sang cesse dans les parties les plus éloignées du cœur, pendant qu'il bat encore.

53. Quand la femme a outrepassé un certain âge, elle vit ordinairement plus long-temps que l'homme.

54. Du moment qu'un animal a cessé de vivre, ses parties constituantes éprouvent une altération spontanée qui suit les lois des affinités chimiques. La somme des forces qui tend à la combinaison de l'azote avec l'hydrogène, de l'oxigène avec l'hydrogène, du carbone avec l'oxigène, et de l'hydrogène avec le carbone, le soufre et le phosphore, est plus grande que la somme des forces qui retiennent ensemble ces substances en combinaisons quaternaires. Enfin, la nature se sert de la pu-

tréfaction pour ramener tout ou partie du cadavre à une réorganisation vivante sous d'autres formes.

GENRE SEPTIÈME.

DE LA CALORIFICATION

De la chaleur animale en général; de ses rapports avec la respiration, la circulation, la digestion, l'inervation, etc. — Degré de chaleur animale, individuel chez l'homme et chez les animaux : de la chaleur du sang artériel et du sang veineux. — Causes qui peuvent augmenter ou diminuer la chaleur animale, etc.

1. Tout être vivant jouit d'une température qui lui est propre, indépendante des dispositions thermométriques de l'at-

mosphère, et des corps qui l'environnent.

2. La chaleur animale commence avec la fécondation du germe, et cesse avec la vie.

3. La chaleur animale est en raison composée de la capacité de l'organe respiratoire, et de ses rapports avec le système vasculaire, ainsi que de la quantité et pureté de l'air inspiré. Elle croît aussi en raison de la fréquence et de l'extension des mouvemens respiratoires, circulatoires, digestifs et musculaires; de sorte que toutes les causes capables d'activer les fonctions organiques ou de vie interne, activent de même la chaleur vitale. Cette augmentation est constamment dans la proportion exacte d'un effet à sa cause.

4. Dans l'homme adulte, la chaleur animale est habituellement de trente-deux à

trente-quatre degrés du thermomètre de Réaumur.

5. Les oiseaux ont huit à dix degrés de chaleur au-dessus de celle des mammifères. Chez les amphibies, les poissons, et quelques insectes, la chaleur animale va en diminuant. Les molusques, les crustacées et les vers occupent le dernier degré dans cette progression décroissante.

6. La chaleur du sang arteriel est presque uniforme dans toutes les parties de l'animal, quel que soit leur éloignement des poumons.

7. La capacité du sang artériel pour le calorique est à celle du sang veineux comme onze et demi est à dix.

8. La circulation du sang, et les changemens qu'il éprouve en parcourant les différentes parties de la machine animale,

entretiennent le même degré de chaleur dans tout le corps.

9. La sensation de la chaleur ou du froid que nous éprouvons est en raison de notre température du moment, et de la rapidité ou de la lenteur des irradiations calorifères qui nous traversent dans un temps déterminé.

10. Les irradiations calorifères sont accélérées par l'accroissement de la chaleur vitale, et par l'augmentation du refroidissement extérieur.

11. Le sommeil et toutes les causes débilitantes, telles que la faim, l'inaction, les sécrétions, les évacuations, la ligature ou la compression des nerfs, etc., diminuent la chaleur animale (1).

(1) *Voy.* classe 1, ordre 11, genre 1, lois 65, 66 et 67.

ORDRE DEUXIÈME.

DES FONCTIONS DE LA VIE ANIMALE OU DE RELATION.

GENRE PREMIER.

DE LA SENSIBILITÉ EN GÉNÉRAL.

Des sensations en général. — Des systèmes nerveux, encéphalique et ganglionaire en activité. — De la sensibilité en particulier. — Plaisir et douleur.

---

1. Les sensations seules nous avertissent de notre existence, et de celle des corps qui nous environnent.

2. Il n'y a point de sensation qui ne produise plaisir ou douleur, désir ou aversion.

3. Il n'est aucune partie du corps vivant qui puisse être regardée comme absolument insensible. Mais chaque partie a besoin d'un modificateur particulier pour éveiller sa sensibilité de relation ou latente (1).

(1) Les physiologistes ne sont pas encore entièrement d'accord sur le siége de la sensation : les uns veulent que, où il n'y a point de nerfs, il n'y ait pas non plus de sensation ; d'autres au contraire s'accordent à placer cette propriété de l'organisme vivant dans tous les points de l'économie animale sans exception. Ils admettent à cet égard l'adage si connu que, *vivere n'est que sentir*. Moi aussi, je crois que la sensation est une propriété commune à tous les tissus organiques vivans, quelle que soit leur nature ou leur composition, sans nier cependant que la faculté de sentir ne soit plus prononcée dans les nerfs, mais elle ne leur est pas exclusivement dévolue. L'expérience et l'observation journalières nous démontrent différens points et tissus de notre corps qui sont très-sensibles, bien que l'anatomiste le plus rigoureux n'y ait jamais pu découvrir la moindre trace d'un filament nerveux. Les naturalistes savent bien qu'il y a une classe entière d'animaux très-mous, où on n'a pas pu distinguer les nerfs ; ils sont pourtant animés et ils sentent. On sait que plusieurs parties dures, telles que les os et les ligamens décèlent dans certaines altérations morbides une grande sensibilité dont elles ne

4. Toute sensation peut se réduire en dernière analyse à une sensation tactile.

5. Pour distinguer une sensation quelconque, il faut la comparer avec une sensation différente.

6. La sensibilité est, de toutes les propriétés de la fibre animale, celle qui est la plus caractérisée dans les nerfs.

7. Une portion du système nerveux est

jouissaient pas avant, comme il arrive dans la *mollities ossium* dans le rachitisme, dans l'exostose, etc. On a souvent eu occasion de voir des cartilages et des ligamens blessés devenir le siége d'une douleur très-aiguë. La dure-mère, le périoste, les différens tissus cornés, que plusieurs anatomistes regardent comme tout-à-fait insensibles, et que l'on croit par-là même privés de nerfs, révéler dans plusieurs circonstances une vive sensibilité. On prétend même que dans la plica polonaise les cheveux deviennent sensibles. Il ne manque pas d'exemples où l'épiderme dans certaines maladies éruptives se montre très-sensible au moindre attouchement. D'après la loi physiologique qui dit que les *sensations faibles se taisent quand de plus fortes les précèdent ou les accompagnent*, je suis persuadé que si l'on pouvait parvenir à faire taire pendant un seul instant toute sensibilité dans les différentes parties de notre corps, à l'exception de celles que l'on croit être insensibles, telles que les os, les cartilages, les ongles, etc., on se convaincrait qu'elles ont aussi leur degré de sensibilité.   *Le Trad.*

affectée aux fonctions de la vie de relation ou extérieure ; l'autre est dévolue à celles de la vie organique ou intérieure.

8. Les nerfs encéphaliques sont d'autant plus développés dans les différens organes, que ces derniers sont appelés à une plus grande activité, soit locomotive, soit sensitive.

9. Les appareils dont la plus grande partie des nerfs est ganglionnaire, ne produisent *directement* ni perception, ni mouvement volontaire (1).

10. Le système nerveux est, en proportion des autres systèmes, plus développé chez les individus jeunes que chez les vieux, et plus chez les femelles que chez les mâles.

11. La sensibilité est en raison directe

____

(1) *Voyez* classe I, ordre II, genre II : faculté intellectuelle, loi 13.

des ramifications nerveuses , et en raison inverse de la quantité et de la densité des couches cellulaires qui les enveloppent ; car la sensibilité d'une partie quelconque est d'autant plus exquise que les nerfs y sont plus à nu (1).

12. En général, la sensibilité des parties molles augmente à mesure qu'elles acquièrent de la tension ; tandis que la sensibilité des parties dures croît à mesure que la force de cohésion, qui lie leurs molécules, diminue.

13. Dans les organes des sens , la proportion des nerfs surpasse toujours celle des vaisseaux sanguins.

(1) Mon honorable ami le docteur Reveillé-Parise , dit fort judicieusement : « que la sphère d'action du système nerveux, comme tous ceux de l'économie, augmente en raison directe de l'étendue et de la perfection de ce même système : les rapports de l'organe à la fonction , sont ici d'une exactitude incontestable. »

Phys. et Hygièn. des hommes , etc. Tome 1 , page 15. *Le Trad.*

14. Chaque organe a un sentiment qui lui est propre; et tous les mouvemens de l'économie animale sont le produit de la sensibilité mise en action.

15. Les sensations faibles se taisent quand de plus fortes les précèdent ou les accompagnent.

16. Toute sensation s'affaiblit si elle est prolongée, quoique les causes qui la produisent continuent d'exister et d'agir.

17. La sensation naît dans l'instant même de l'impression faite sur une partie, quel que soit son éloignement du centre commun des sensations.

18. Lorsqu'un excitant a déterminé une sensation telle qu'elle donne lieu à une réaction organique, la sensation continue quelque temps, bien que l'excitant ait cessé d'agir.

19. La perfection d'une sensation se

fait ordinairement aux dépens des autres.

20. Les habitans des pays chauds jouissent d'une sensibilité plus exquise que ceux des pays septentrionaux.

21. La sensibilité est très-grande au moment de la naissance, et elle va en diminuant, plus ou moins rapidement, avec l'âge.

22. Chaque organe des sens a son genre particulier d'excitant pour être mis en action. Car un excitant appliqué sur différens organes produira sur chacun d'eux des effets spéciaux et variés selon leur propre organisation, et selon la disposition individuelle.

23. Tous les tissus organisés jouissent de la sensibilité nutritive, mais avec des modifications relatives à leur nature; de là l'aptitude particulière de chaque tissu

pour répondre à tel ou tel autre agent d'excitation.

24. La sensibilité est en raison directe du défaut des causes susceptibles de la réveiller, et en raison inverse de leur énergie.

25. Quand la sensibilité d'un organe a été presque épuisée, elle ne peut se ranimer que par l'augmentation de l'excitant habituel, ou par de nouveaux stimulans.

25. Quand le système animal est affecté par le plaisir ou par la douleur, il y a excitation dans les mouvemens des sens et des muscles. La tendance générale de ces mouvemens consiste à posséder ou à entretenir le plaisir, ou bien à éviter et à chasser la douleur.

27. Toute sensation agréable ou douloureuse est toujours produite, en premier

lieu, par l'action d'un modificateur sur les organes externes.

28. Les plaisirs moraux, ainsi que les douleurs morales, sont d'autant plus vives que le nombre des besoins et des relations qu'on a avec la société, est plus grand. Tout besoin est accompagné d'un sentiment pénible.

29. Tout genre de plaisir moral ou physique consiste dans la cessation rapide d'une sensation douloureuse; de sorte que celle-ci précède toujours le plaisir, et l'on peut, sous ce point de vue, regarder la douleur comme le principe moteur de toute action (1).

(1) Pour bien apprécier la valeur de cette loi il faut se reporter à la théorie de l'auteur exposée dans un écrit qu'il a publié en Italie, sous le titre de discours *Sull' utilità del dolore*, que j'ai traduit en français, et qui a été inséré dans le *Journal universel des sciences médicales* (deuxième année, t. 8, p. 76). On y trouve la doctrine du célèbre comte Verri, qui n'admet aucune sensation agréable sans qu'elle n'ait été précédée constamment de quelque sensation dou-

3o. Un plaisir sera d'autant plus vif que la cessation de la douleur qui l'aura précédé aura été plus rapide et plus intense.

31. La douleur est essentielle à notre existence; c'est un avis du principe conservateur qui nous indique ce qui nous manque, ce qui nous nuit, ce qu'il faut éviter, et ce qu'on doit rechercher.

32. De deux douleurs produites à la fois, la plus violente fait taire ou rend moins sensible la plus légère.

33. La douleur qu'on éprouve dans les parties qui ont des nerfs ganglionnaires a un caractère particulier et différent de la

loureuse. Montaigne avait dit que « *notre bien-être n'est que la privation d'être mal*; et Cardanus avait déjà exprimé la même idée long-temps avant eux par cette sentence : *Voluptas consistit in dolore præcedenti sedato*. Nous retrouvons la même pensée dans le *Spectateur anglais*. « *There is nothing truly valuable which can be purchased without pains*. » La douleur est donc nécessaire à notre existence; c'est un principe conservateur qui nous avertit de ce qu'il nous faut, et de ce qu'il faut éviter ou chasser. *Le Trad.*

douleur qu'on ressent dans les parties qui sont pourvues de nerfs encéphaliques.

34. La sensation de la douleur, et l'excès du plaisir , excitent la sécrétion des larmes.

35. Toute cause capable de produire un plaisir excessif détermine souvent de la douleur ; le contraire ne s'observe jamais.

36. Toute fonction dont l'exercice peut influer directement sur la conservation de l'individu ou de l'espèce, est précédée du besoin qui est un sentiment pénible , et suivie bientôt d'une sensation plus ou moins agréable de bien-être.

Des organes des sens en général. — Des yeux; leurs appendices chez l'homme et chez les animaux. — Des rayons lumineux; de la vision. — De l'oreille externe et interne; ses rapports avec la caisse crânienne; de l'audition. — De l'appareil de l'odorat, et des odeurs. — De la langue et de la gustation. — De la peau considérée comme organe du tact; du toucher et de ses modifications.

1. La variété des sensations dans les différentes classes d'animaux dépend du nombre de leurs sens, ainsi que de la struc-

ture des appareils particuliers propres à recevoir l'action des excitans.

2. Tous les animaux à sang rouge ont cinq sens, dont le développement partiel est toujours en rapport avec le besoin et le genre de vie de l'animal, et dont les nerfs proviennent du cerveau et de la moelle alongée.

3. Un grand crâne et une petite face dénotent un cerveau volumineux, et les appareils de l'odorat et du goût peu développés.

4. Tous les organes dont la majorité des nerfs est encéphalique, transmettent au cerveau la conscience des impressions qu'ils reçoivent. Si ces organes sont contractiles ils lui donnent le pouvoir de réagir sur eux à volonté.

5. Tous les animaux, par les sens extérieurs, se mettent en communication avec

les objets qui les entourent ; ces sens sont les vrais intermédiaires entre plusieurs facultés intérieures et les objets extérieurs.

6. Les yeux varient par leur structure et par leur nombre dans les différentes classes d'animaux, selon le milieu où ils vivent habituellement, et d'après leurs besoins d'attaquer ou de se défendre. Dans les animaux vertébrés, et qui ont un double ordre de nerfs, les yeux sont toujours au nombre de deux.

7. La vision et l'ouïe sont de tous les sens ceux qui nous procurent les perceptions les plus variées, les plus étendues et les plus promptes, et qui établissent le plus de rapports entre nous et les corps extérieurs à des distances fort éloignées.

8. La lumière est l'excitant le plus direct pour mettre en action l'organe de la vue.

9. Pour qu'un objet quelconque soit perceptible à la vue, il faut que les rayons lumineux qui en partent frappent la rétine en traversant les membranes et les humeurs de l'œil.

10. Pour que les rayons lumineux puissent donner une sensation conforme à l'objet dont ils reproduisent l'image, il faut qu'ils arrivent sur le centre nerveux de la rétine dans le même ordre qu'ils en sont partis.

11. Le changement de direction qu'éprouvent les rayons lumineux en traversant l'œil, et leur réunion sur un point donné de la rétine, sont dus aux humeurs, aux membranes et à la forme sphérique de l'œil même.

12. Nous jugeons de la ligne dans laquelle est situé un point lumineux par la direction des rayons que nous en recevons.

13. La vue nous fait distinguer la cou-

leur et la direction des rayons lumineux qui pénètrent dans nos yeux, ainsi que la forme, le volume, l'éloignement des corps, leur état de repos, la direction et la célérité de leurs mouvemens. Tous ces différens jugemens sont dus spécialement à l'exercice habituel du sens de la vue.

14. La vision nous aide à satisfaire plusieurs de nos besoins, à éviter et repousser toute offense corporelle. Elle sert de guide à nos mouvemens, tant pour la locomotion que pour nous procurer ou choisir des alimens, etc.

15. La longueur de notre vue diminue à mesure que la quantité de lumière qui nous environne, augmente, quoique celle de l'objet aperçu reste toujours la même; de sorte que si un objet que nous voyons de jour à la distance de 3,436 de son diamètre, était éclairé dans une nuit

très-obscure par la même quantité de lumière qui l'éclairait dans le jour , nous pourrions l'apercevoir à une distance cent fois plus grande, c'est-à-dire à 343,600 diamètres.

16. La diversité des couleurs nous donne la connaissance de la limite des corps en hauteur et en longueur.

17. La différente intensité de la lumière et l'expérience acquise par le tact , nous font juger de la profondeur des distances réelles et des inégalités des corps.

18. L'iris s'oppose à ce qu'il entre dans l'œil trop de rayons lumineux venant d'un même objet , et à ce qu'une lumière trop intense n'affecte douloureusement la rétine. A cet effet , l'iris jouit d'une propriété de contraction et de relâchement.

19. Quand on observe un objet trop lumineux ou de très près, la pupille se res-

serre, *et vice versâ*. L'on peut dire que la dilatation de la pupille est en raison inverse de l'intensité des rayons lumineux qui pénètrent dans l'œil, et en raison directe de la distance des objets qu'on regarde.

20. Les paupières sont destinées à couvrir l'œil pendant le sommeil, à modérer, par leur mouvement, l'action trop vive de la lumière, à rendre la vision volontaire, à s'opposer à ce que les corpuscules qui voltigent dans l'air n'entrent dans l'œil, à l'humecter et à le nétoyer.

21. Le globe de l'œil est continuellement humecté par les larmes qui servent à le défendre d'une trop vive impression que pourrait exercer sur lui le contact immédiat de l'air; elles facilitent en outre le mouvement des paupières, et adoucissent leur frottement sur le globe de l'œil.

Les larmes coulant par le sac lacrymal dans les fosses nasales, concourent encore à humecter la membrane pituitaire (1).

22. Les sourcils servent en quelque sorte d'accessoires aux paupières ; ils expriment par leurs différentes inflexions les émotions auxquelles notre susceptibilité nerveuse nous rend plus ou moins sujets. Ils donnent à la physionomie, en s'élevant, l'expression du contentement, de l'admiration et du calme ; en se fronçant et en se rapprochant, ils lui donnent l'expression de la colère, du mépris et d'une profonde méditation. Les sourcils servent encore à empêcher que la sueur du front ne tombe sur les yeux.

23. Dans le fœtus humain et dans celui de plusieurs mammifères, la pupille est

____

(1) Ordre 1, genre v, des Sécrétions, lois 13 et 14.

couverte d'une membrane qui se déchire par la traction de ses anses vasculaires, et disparaît chez les nouveau-nés.

24. Parmi tous les organes des sens, les yeux sont les premiers qui apparaissent dans le fœtus, et qui soient le plus développés chez l'enfant qui vient de naître.

25. La quantité et la transparence des humeurs de l'œil, ainsi que le volume du nerf optique, diminuent chez l'adulte à mesure qu'il avance en âge; de là viennent les modifications que subit la vue vers la vieillesse.

26. La densité des trois humeurs de l'œil est en raison inverse du diamètre du globe de l'œil pris de la cornée jusqu'au nerf optique ; cette consistance croît également par degrés de la circonférence au centre.

27. La convexité du cristallin est en rai

son inverse de celle de la cornée , et par conséquent sa densité est de même en raison inverse de celle de l'humeur aqueuse.

28. Le plus grand nombre d'animaux ne peut bien voir un objet qu'avec un seul œil à la fois ; et l'homme lui-même n'en emploie qu'un seul lorsqu'il veut voir et examiner un corps distinctement, et lorsqu'il veut s'assurer si deux ou plusieurs objets sont alignés entre eux, et combien ils sont éloignés l'un de l'autre.

29. Les animaux dont l'œil ne jouit d'aucune mobilité ont cet organe multiplié et disposé en plusieurs directions ; chez ceux par exemple qui vivent dans le fond de l'eau, les appareils ophthalmiques sont placés verticalement sur leur tête.

3o. Les oiseaux qui s'élèvent à de grandes hauteurs ont l'œil pourvu d'un cristallin mobile, susceptible de s'éloigner et de se rapprocher de la rétine afin de bien établir le point visuel. Les poissons, étant obligés de vivre dans l'eau, ont le cristallin sphérique.

31. L'oreille est l'appareil destiné à percevoir les sons.

32. Le son perçu est le résultat de l'impression produite sur l'organe auditif par le mouvement oscillatoire communiqué à l'air par un corps sonore mis en action.

33. Le siége de l'ouie est placé dans les filets qui terminent le nerf acoustique. Ces filets nagent dans le liquide que renferme le labyrinthe membraneux, et notamment le vestibule (1).

(1) L'auteur a probablement déduit cette loi de ce que ces parties existent chez tous les animaux, depuis l'homme jusqu'à la seiche; tandis que les autres parties qui ne se trouvent point dans tous les appareils auditifs ne peuvent être regardées que comme accessoires propres à renforcer ou à modifier l'audition. Le docteur Brechet, dans ses *dernières Considérations physiologiques sur l'ouie*, vient de confirmer cette loi. *Le Trad.*

34. L'amincissement et l'élasticité des parois du crâne contribuent, avec avantage, à la perception des sons, et à faire apprécier plus ou moins clairement les différentes connexions, qualités et harmonies des sons (1).

(1) Cette loi est tirée des observations que le professeur Mojon a présenté dernièrement à l'Académie royale de médecine de Paris, sur *les rapports qu'ont les parois du crâne avec l'organe de l'ouïe.* Grimaud, Prockaska Esser et autres avaient déjà laissé entrevoir que la caisse du tympan n'est pas tout-à-fait nécessaire pour transmettre les sons, et que les ondes sonorifères peuvent bien arriver au nerf acoustique par le moyen des os du crâne; mais personne n'avait encore attiré l'attention des physiologistes sur l'utilité de l'amincissement cranien pour une exacte appréciation des notes musicales. C'est ce que vient de faire le docteur Mojon dans l'écrit que nous allons analyser. — L'autopsie cadavérique du docteur Bennati, musicien excellent, ayant présenté les os du crâne beaucoup plus minces que d'ordinaire, translucides sur un grand nombre de points, et sondés dans leur sutures, donna lieu à cet écrit. Une semblable particularité organique s'était déjà offerte au physiologiste génois, dans le crâne d'un autre célèbre musicien d'Italie. Cette coïncidence d'amincissement cranien chez deux grands philarmonistes, lui ont fait présumer que le crâne n'est pas tout-à-fait passif dans la perception des sons, et que la différence d'épaisseur de ses parois pourrait bien contribuer à faire apprécier plus ou moins clairement et nettement les différentes connexions, qualités et harmonie des sons, de manière à faire regarder la boîte osseuse comme une espèce de caisse harmonique qui communiquerait ses vibrations à l'organe auditif.

35. On ne voit aucun vestige d'appareil auditif chez les polypes ; on en aperçoit à

Pour affermir cette opinion , l'auteur rapporte l'exemple des sourds , qui perçoivent très-clairement les sons d'un piano ou d'un orgue , en plaçant l'extrémité d'une baguette de fer sur leur sinciput , et l'autre sur l'instrument en action ; des sourds auxquels on peut parler par le moyen d'un porte-voix appliqué à nu sur une partie quelconque de leur tête , et qui entendent distinctement les battemens d'une montre posée sur les tempes. Il parle d'un vieillard chauve qui, au spectacle, pour mieux entendre les acteurs, quittait sa perruque. On sait que les personnes qui, par une blessure ou par l'opération du trépan, ont une portion du crâne emportée, entendent très-distinctement les sons, et même la parole dirigée sur la cicatrice, lors même qu'on a la précaution de leur fermer les oreilles avec les mains ou avec un tampon quelconque.

L'anatomie comparée vient aussi à l'appui de l'opinion du docteur Mojon ; l'on n'ignore pas que chez un grand nombre d'animaux la transmission des sons est secondée par de nombreux sinus très-amples, creusés dans les os de leur crâne. Les oiseaux sont excellens musiciens ; ce qui est probablement dû à l'amincissement de leur crâne, à des lamelles élastiques qui se trouvent entre ces cavités surnuméraires, et à des canaux qui s'étendent jusqu'au labyrinthe. Peut-être aussi que la petite vésicule osseuse qu'on trouve chez un grand nombre d'animaux, peut contribuer de même à leur audition.

En partant de cette idée, ne pourrait-on pas croire, dit M. Mojon, que l'épaisseur qu'offrent les os du crâne dans un âge avancé, entre pour quelque chose dans la surdité sénile? Les vibrations des parois du crâne pourraient aussi servir au praticien, comme un moyen de plus pour s'assurer si la surdité de son malade est due à un vice de la membrane du tympan, ou de la chaîne des osselets, ou bien des filets terminaux du nerf acoustique.

Le Trad.

peine quelques traces chez plusieurs mollusques, insectes et crustacés.

36. Les mammifères, les oiseaux, et même quelques animaux à sang froid comprennent et distinguent les qualités qui ont rapport à la parole, c'est-à-dire la voix et l'articulation des sons (1).

(1) Non-seulement la plus grande partie des animaux distinguent très-bien les qualités qui ont rapport à la parole, mais ils éprouvent aussi la sensation du plaisir produite par l'harmonie des différens instrumens. Voilà comment s'explique notre auteur dans son ouvrage sur la musique iatrique :

« L'éléphant se plaît au son des instrumens et semble aimer la mu-
» sique, puisqu'il apprend facilement à marquer la mesure. Le che-
» val frémit, s'anime et devient fougueux pour le combat lorsqu'il
» entend le son guerrier des trompettes. On dirait que les cha-
» meaux, les bœufs, les ânes même et les autres animaux de somme,
» portent leur charge avec moins de peine et de fatigue dans les
» longs voyages, lorsqu'ils sont accompagnés du son des instru-
» mens; c'est par cette raison que l'on suspend à leur cou des
» sonnettes ou clochettes. On chante, on siffle pour amuser les
» bœufs dans leurs travaux les plus pénibles ; ils s'arrêtent, et sem-
» blent découragés lorsque leurs conducteurs cessent de chanter
» ou siffler. Plusieurs oiseaux tels que les serins, les linottes, les
» pinsons, les chardonnerets, etc., sont aussi susceptibles des im-
» pressions musicales, puisqu'ils apprennent et retiennent des airs
» assez longs; presque tous les autres oiseaux reçoivent des sons
» des modifications différentes : les perroquets, les pies, les piverts,
» les sansonnets, les merles, etc., apprennent à siffler et même

37. La perfection de l'ouïe chez les différens animaux ne suit pas le même ordre pour toutes les qualités et intensités des sons.

38 Le pavillon de l'oreille est spécialement destiné à recueillir les vibrations sonores, à les réfléchir, les diriger vers le conduit auditif, et à renforcer le son. Chez plusieurs animaux l'oreille externe est mobile pour se diriger vers les ondes sonores. Les oiseaux en sont privés.

39. De toutes les sensations, l'audition

« à imiter la parole ; et l'on aurait mille exemples à citer de l'ins-
« tinct des oiseaux, si quelqu'un s'était donné la peine d'en re-
« cueillir les particularités. Il y a même quelques insectes qui pa-
« raissent sensibles aux impressions de la musique. Le fait de
« l'araignée qui descend de sa toile, se tient pendue à un fil au-
« dessus d'un instrument, tant qu'on continue à en jouer, et re-
« monte à sa place lorsque le son a cessé, en est une preuve évi-
« dente. On prétend encore que les dauphins et les phoques appro-
« chent des vaisseaux, lorsqu'en temps calme on y exécute une
« musique bruyante, etc. » *Mémoire sur l'utilité de la musique,
tant dans l'état de santé que de maladie*, par B. Mojon. Paris 1803.

Le Trad.

et la vision sont celles dont le souvenir dure plus long-temps; elles sont aussi les seules qui donnent les idées du beau et du sublime (1).

40. L'audition nous aide à juger plusieurs conditions des corps; tels que leur nature, leur volume, distance, direction, mouvement et harmonie.

41. Il y a des rapports très-prononcés entre l'audition et la parole. La surdité absolue de naissance cause toujours le mutisme.

42. L'appareil de l'olfation reside dans la membrane muqueuse qui tapisse la cavité des narines.

43. Tous les animaux à sang rouge et qui respirent par le moyen des poumons ont l'organe de l'olfation situé sur le pas-

(1) *Voy.* ord. 11, gen. 1, loi 6.

sage de l'air. On voit par là que l'odorat est lié à la respiration puisqu'il est destiné à reconnaître, jusqu'à un certain point, les qualités nuisibles de l'air.

44. La perfection et la délicatesse de l'odorat sont en raison de l'étendue de la menbrane pituitaire; toutes choses égales d'ailleurs.

45. Pour bien saisir, et distinguer une odeur, il faut que les molécules ou modifications odorifères d'un corps, répandues dans l'air, ou dissoutes dans un menstrue convenable soient portées au contact de la menbrane pituitaire. Il faut de même que cette menbrane soit humectée d'une humeur propre à fixer les odeurs sur elle pendant quelque temps.

46. Lorsqu'une odeur nous est agréable, nous faisons des inspirations courtes et répétées, et nous fermons en même temps

la bouche pour que l'air inspiré puisse passer entièrement par les narines ; tandis qu'au contraire, nous respirons entièrement par la bouche, ou même nous arrêtons la respiration, lorsqu'une odeur nous déplait ou nous est nuisible.

47. Tous les mammiferes, avant de gouter d'une substance quelconque, commencent d'abord par la flairer, car l'appareil olfatif est toujours plus ou moins en rélation avec celui du goût. Effectivement, il y a bien souvent du rapport entre le plaisir qu'on éprouve à flairer une substance odoriferante et son innocuité, comme il y a à soupçonner quelque qualité nuisible dans un corps qui donne une odeur dégoutante.

48. L'olfation a des rapports sympathiques très prononcés avec les organes génitaux ; car souvent la seule odeur

qu'ils exhalent suffit pour mettre un animal en rut.

49. La langue, dans le plus grand nombre des animaux, est l'organe principal
du goût.

50. La perfection du goût est en raison
de la quantité des ramifications du nerf
lingual, de la mobilité de la langue et de
la tenuité, de la souplesse et de l'humidité
de la menbrane qui la tapisse.

51. L'organe du goût est constamment
placé à l'entrée du canal digestif, malgré
les nombreuses modifications qu'il présente chez les différents animaux.

52. Une substance quelconque n'a de
saveur qu'autant qu'elle est soluble à la
température ordinaire de la salive. Il arrive de là que tous les corps entièrement
insolubles sont insipides.

53. C'est spécialement par la gustation

que l'animal se décide à rejeter ou à avaler les différentes substances qui lui sont offertes pour aliment ; car en général toute substance d'une saveur agréable est bonne à notre nutrition, tandis que ce qui a un goût désagréable est le plus souvent nuisible.

54. Les rapports sympathiques qui existent entre le sens du goût et l'estomac déterminent des nausées et des vomissemens chaque fois qu'on savoure une substance dégoûtante ou désagréable.

55. Les derniers filets des nerfs dermoïdes constituent l'organe général du tact.

56. La sensation du tact est commune à tous les animaux : ce sens est le premier à se mettre en activité, et il cesse le dernier.

57. Le *chatouillement* est un tact ac-

compagné d'une sensation qui d'abord
cause du plaisir, mais qui devient bientôt génante et intolérable : il provoque
souvent un rire forcé et convulsif.

58. La sensation du tact, très-exquise,
et parfois doulóureuse sur les membranes
muqueuses, s'adoucit, et devient même
agréable par le pouvoir de l'habitude.

59. La perfection du tact dépend de
la souplesse de la peau, de la quantité
de ses nerfs, de son extension, de la
finesse de l'épiderme qui la recouvre, et
enfin de la mobilité, de la délicatesse et
de l'étendue des appendices avec lesquelles l'animal peut palper et examiner
les corps.

60. Le tissu dermoïde varie dans ses
caractères autant par sa contexture, sa
densité, sa contractilité, sa faculté perspiratoire, absorbante et tactile, que par

les parties du corps qu'il couvre, par l'âge, le sexe, le tempérament, le climat qu'on habite, et enfin dans les différens animaux.

61. De tous les animaux, ceux qui paraissent avoir le tact le plus exquis ce sont les zoophytes, tels que les actinites, les méduses, les hydres ou polypes d'eau douce, etc.

62. Les mains, chez l'homme et chez les quadrumanes, sont les parties qui offrent les conditions les plus favorables pour la perfection du toucher ou de la palpation. Chez la taupe, le porc, etc., c'est le nez; dans l'éléphant, c'est la trompe; dans le cheval, l'âne et autres solipèdes, les lèvres; dans le castor, la queue; chez les chiens, et dans beaucoup de carnivores et de ruminans la langue; et chez les oiseaux de proie, les pattes, etc.

63. Le toucher, ou l'exercice du tact, dirigé par la volonté, nous met, plus que toute autre sensation, dans un rapport très-intime avec les corps qui nous environnent. Aussi ce sens nous induit-il moins en erreur que les autres. Il sert encore à vérifier, rectifier et compléter les impressions reçues par les autres sens.

64. La palpation nous donne l'idée des trois dimensions des corps, et de leur configuration ; elle ne diversifie du tact que parce qu'elle est dirigée par la volonté.

65. Nous jugeons de la consistance et de la mobilité ou immobilité des corps que nous touchons, par le degré de résistence qu'ils nous opposent.

66. C'est par le degré de pression que les diverses parties d'un corps exercent sur nos tégumens, que nous reconnais-

sons les inégalités et le poli de ce même corps.

67. La pression ou la percussion que les corps exercent sur nous, quand ils sont en mouvement, nous indique la force qui les fait mouvoir, et nous fait connaître à peu près la direction de cette même force.

68. La sensation de chaud et de froid dépend de la proportion qui existe entre la quantité du calorique que nous acquérons, ou que nous perdons dans un temps donné; et celle que nous avons acquise ou perdue dans l'instant précédent. Cette quantité n'est pourtant point en rapport direct avec la chaleur absolue des corps, ni avec la proportion de leur chaleur à la nôtre.

69. Les corps qui se trouvent à un degré de température plus grand que celui

de la partie de notre corps avec laquelle ils ont été mis en contact, nous semblent chauds et *vice versâ*.

70. Quand nous touchons successivement deux corps de différente capacité pour le calorique, celui qui a une plus grande capacité nous semble froid, quoique tous les deux soient au même degré de température, parce qu'il nous enlève dans un temps donné plus de calorique que l'autre.

71. L'appareil dermoïde n'est pas uniquement l'organe du toucher; mais il sert encore d'émonctoire à toute l'économie animale; il en règle la température, et supplée quelquefois, d'une certaine manière à l'organe respiratoire. C'est par lui aussi que s'opère l'absorption périphériale.

GENRE DEUXIÈME.

FACULTÉS INTELLECTUELLES.

———

Du cerveau et de ses rapports avec le système nerveux. — Des facultés intellectuelles. — Des idées en général et en particulier. — Des passions; de la joie et de la tristesse; de la mémoire; de l'attention; de l'imagination; du désir; de la colère; de l'envie; de la jalousie; de l'espoir; de la crainte; de la compassion; de la volonté; de l'amour; de la haine, etc. — De la veille, du sommeil et des songes.

———

1. La perfection et le nombre des facultés morales, intellectuelles et instinctives sont le plus souvent en raison di-

recte de la masse encéphalique ; c'est-à-dire que la manifestation de ces facultés est à peu près proportionnée au volume du cerveau relativement à la grandeur du corps. Dans cette évaluation, on ne doit point négliger la perfection de la structure cérébrale (1).

2. Il n'y a point d'animal qui ait autant de cerveau que l'homme, comparativement aux nerfs qui en proviennent, dont les anfractuosités cérébrales soient aussi pro-

(1) L'auteur n'a pas mis tout-à-fait à profit les travaux de Gall et de Spurzheim, sur le cerveau et sur le système nerveux, car, bien qu'il préjuge déjà la vaste carrière ouverte à la physiologie intellectuelle, il n'a pas cru pouvoir en déduire encore des conséquences positives. Il serait par exemple trop hardi d'établir dès à présent en axiome que *l'organe de la pensée est une véritable membrane sur laquelle se dessinent tous les actes de l'intelligence*, etc ; *que les sensations s'effectuent dans les organes mêmes auxquels nous les rapportons par notre idée*, etc., etc. L'auteur a bien senti aussi que les différentes dispositions morales, intellectuelles et instinctives, ne sont pas *toujours exactement* proportionnées, dans tous les animaux, au volume de leurs parties cérébrales. Quand il s'agit de vérités naturelles il faut être sur ses gardes par rapport aux conséquences qu'on en tire. *Le Trad.*

fondes, et les circonvolutions plus nombreuses; comme aussi l'homme est de tous les animaux le seul dont le crâne est le plus grand relativement au visage.

3. Le cerveau de l'homme est fourni de parties cérébrales concédées à lui seul; ce qui lui donne la condition physique qui le place au-dessus de tout le règne animal par rapport à ses facultés morales et intellectuelles.

4. Il n'y a point d'animal dont l'angle facial soit plus ouvert que chez l'homme. On remarque en général un certain rapport entre le développement de l'intelligence et l'ouverture de ce même angle.

5. Nos penchans, nos sentimens et nos facultés intellectuelles se manifestent, augmentent et diminuent suivant que les parties cérébrales qui leur sont propres se développent, se fortifient et s'affaiblissent;

car le cerveau doit être toujours regardé comme l'organe exclusif des forces intellectuelles et morales et comme l'instrument de la pensée.

6. Chez tous les animaux vertébrés le système nerveux encéphalique est égal et symétrique dans chaque côté du corps ; tandis que le système ganglionnaire est toujours irrégulier dans la distribution de ses nombreuses ramifications.

7. Dans tous les animaux les organes pairs ou symétriques reçoivent toujours leurs nerfs de la même paire, quelle que soit la situation de ces organes.

8. Les mouvemens alternatifs d'élévation et d'abaissement du cerveau sont isocrones à ceux de systole et de diastole des artères placées à sa base.

9. Dans la vieillesse, la masse cérébrale diminue à peu près dans la même

proportion qu'elle s'était développée depuis l'enfance jusqu'à l'âge mûr. Il en est de même des facultés morales, intellectuelles et instinctives (1).

10. Les talens précoces sont le plus souvent accompagnés d'un développement prononcé du cerveau ou d'une de ses parties.

11. Toutes les facultés du système nerveux cérébral jouissent d'une périodicité assez prononcée. Le sommeil les suspend, et la veille les rappelle à l'action, tandis que les facultés soumises au système nerveux ganglionaire sont toujours plus ou moins en activité. (2)

----

(1) On peut objecter à cette loi générale quelques exceptions, mais elles ne peuvent en attaquer la justesse. Un cas isolé ne saurait faire loi. Je ne m'arrêterai pas à réfuter les objections spécieuses qu'on pourrait opposer à cette loi, ainsi qu'à quelques autres théorèmes consignés dans cet ouvrage, c'est le cas de dire que l'exception confirme la règle. *Le Trad.*

(2) La périodicité dans le corps vivant est une faculté primor-

12. Les nerfs étendent leur influence sur tous les organes doués du sentiment et du mouvement.

13. Les nerfs encéphaliques sont en grande partie soumis dans leur action au pouvoir de la *volonté;* tandis que les nerfs ganglionnaires en sont indépendans; de sorte qu'on peut dire que l'exercice de tous les phénomènes volontaires est

diale et plus particulièrement inhérente aux nerfs. Toutes nos fonctions s'exercent périodiquement; mais indépendamment de cette propriété particulière, il en est d'autres qu'on acquiert par le pouvoir de l'habitude, dans l'état normal, comme dans l'état de maladie; ce qui a fait dire au professeur Dumas que l'habitude qui entretient et perpétue certaines affections soit qu'elle en prolonge l'existence, soit qu'elle en force le retour, est un principe analogue à la périodicité. J'avais déjà publié en 1813, dans une *Topographie de Rome* (1), que nombre de fièvres intermittentes doivent leur périodicité à des mouvemens d'association qui se répetent dans le système nerveux par le pur effet de l'habitude. J'ai vu, après avoir employé inutilement les antifébriles les plus énergiques, disparaître ces fièvres par le fait seul de mouvemens brusques imprimés au système nerveux et opposés au mode d'action vicieux contracté par l'habitude.

(1) *Recherches médic. topogr. sur Rome.* — Rome, 1813, pag. 147.

Le Trad.

dû au système cérébro-spinal, et que les fonctions involontaires sont dévolues en grande partie aux nerfs ganglionnaires.

14. Une quantité donnée d'impressions propres à produire une augmentation d'exercice dans la puissance sensitive, diminue la quantité de cette puissance *et vice versa*.

15. Deux séries d'actions cérébrales en sens tout-à-fait opposé l'une de l'autre ne peuvent jamais avoir lieu en même temps.

16. Quand une impression quelconque est répétée plus souvent que ne le comporte le renouvellement de la faculté sensitive dans un organe, l'effet de cette même impression diminue progressivement.

17. Le système nerveux ganglionnaire peut dans certaines circonstances éveiller des sensations particulières, des excita-

tions viscérales; mais il ne peut jamais être employé directement à déterminer des mouvemens volontaires.

18. Le germe de toutes les dispositions humaines est donné aux nouveau-nés par la nature; mais ce germe n'est pas de la même force chez tous les individus: l'éducation, les habitudes, la diète, etc., le déssèchent ou le développent.

19. Les enfans reçoivent de leurs parens les capacités, le caractère et les penchans, en même temps que l'organisation, la forme et les traits de la physionomie. Ainsi on voit que l'enfant qui ressemble plus spécialement au père ou à la mère dans le physique, assez ordinairement, lui ressemble plus aussi par le moral.

20. Les facultés intellectuelles se multiplient et varient dans la même pro-

portion que les parties qui constituent la masse encéphalique, depuis les animaux les plus inférieurs jusqu'à l'homme. L'intensité et la direction de ces mêmes facultés sont aussi soumises à l'influence de l'âge, du sexe, de l'habitude, du tempérament, etc. (1).

21. Le volume et la configuration du cerveau diffèrent chez les poissons, les reptiles, les oiseaux et les mammifères, selon leur intelligence, leurs mœurs, leurs habitudes et leurs instincts.

22. L'influence de l'organisation cérébrale sur nos actions et sur nos penchans, exclut en nous le *libre arbitre absolu*. La pluralité de nos actions est

---

(1) Nos différentes manières de sentir, de juger, de connaître et d'exprimer, dit avec raison le docteur *Réveille-Parise*, naissent de la disposition de nos organes, du cours de nos fluides, de l'exercice plus ou moins régulier de nos fonctions, de l'irritabilité plus ou moins grande de la fibre nerveuse, etc. *Le Trad.*

inhérente à notre organisation ; elle nous entraîne et nous maîtrise.

23. Les différences et les modifications de nos *idées*, de nos *passions* et de nos *sentimens*, correspondent constamment avec les modifications et les différences de nos organes ; car le moral varie plus ou moins selon les variations du physique.

24. Les mouvemens internes qui ont lieu dans la machine animale, et qui contribuent à la digestion des alimens, à la production des sécrétions, au développement et à l'accroissement du corps, s'exécutent sans notre perception.

25 La prévision prochaine d'une sensation agréable produit la *gaité* et fait palpiter le cœur.

26. La prévision prochaine d'une sensation désagréable, douloureuse, détermine la *crainte* et la *peur*.

27. Les *idées* voluptueuses et l'aspect d'objects lascifs déterminent, chez les mammifères, le sang à se porter dans les cellules des corps caverneux du pénis, donnent lieu à l'érection, et augmentent la sécrétion du sperme.

28. L'aspect de mets agréables, ou même le simple souvenir fait affluer la salive dans la bouche des gourmands. L'idée ou la vue d'une substance âcre et nauséabonde augmente de même la sécrétion de la salive (1).

(1) J'ai publié en 1806 une dissertation *sur l'influence de l'imagination dans les sécrétions*. Je pense que les différens points de vue sous lesquels j'ai envisagé cette question, peuvent exciter quelque intérêt; on y verra tout ce qui a été dit sur cet objet par Frank, Cabanis, Darwin et autres physiologistes. J'ai démontré que l'imagination agit sur tous les organes sécrétoires, soit en augmentant ou en diminuant leur action, soit en altérant les résultats ou en les supprimant. Cette branche des fonctions de la vie organique est assez importante pour mériter l'attention des gens de l'art. Les influences morales sont trop bien marquées dans l'action vitale des organes sécrétoires sur les fluides qu'ils élaborent pour le contester; nous voyons effectivement les idées voluptueuses augmenter la sé-

29. Une *joie* vive, un *rire* excessif, la *tristesse*, ainsi que toutes les sensations douloureuses, excitent le larmoiement.

30. La *pudeur*, la *honte* et la *colère* déterminent d'abord la rougeur au visage, puis le pâlissent.

31. Une *terreur* imprévue, l'*horreur* ou une grande inquiétude abattent l'action du système musculaire, augmentent la sécrétion des sucs intestinaux, et donnent lieu à la diarrhée. La peau en même temps se resserre, se ride, et tout le corps frissonne.

32. Les *passions* vives se peignent sur

crétion du sperme; la peur, celle de la mucosité intestinale; les passions sombres, vives, concentrées altérer la bile; la colère d'une nourrice dénaturer les qualités de son lait, etc.

Obs. phy. sur l'infl. de l'imagin. sur les sécrétions.—Gênes, 1806.

Le Trad.

la physionomie d'une manière très-pro-
noncée (1).

(1) L'imagination nous fait, jusqu'à un certain point, ressembler à l'objet aimé ou haï. La figure d'un homme excessivement amoureux, surtout dans les momens où il croit n'être vu de personne, emprunte quelques traits, selon *Lavater*, de l'objet aimé qui captive son esprit, que son imagination lui retrace sans cesse, et que sa tendresse se plaît à embellir : de même que dans l'air feint d'un homme vindicatif, on entrevoit quelques traits de l'ennemi dont il médite la vengance. On sait que les premiers mouvemens d'un enfant en colère sont ceux de contrefaire celui qui l'irrite. L'imagination de la mère influe sur la figure de l'enfant. Les différentes religions se peignent sur la figure par divers caractères assez saillans; la physionomie des Juifs a un caractère particulier qui les distingue des chrétiens. En Angleterre, on reconnaît aisément un Quaker dans une multitude. Les gouvernemens et les coutumes différentes produisent aussi des effets très-marqués sur la physionomie. Quelques observations générales tirées des ouvrages de *Porta*, de *Lavater*, de *Huart*, de *Winkelmann*, de *Kamph*, démontreront combien le moral a d'influence sur la physionomie. Tout mouvement de colère fréquemment répété s'annonce avec des sourcils épais qui semblent se gonfler ; l'orgueil distend les muscles du visage; les vertus sociales et la joie remettent les muscles dans leur état naturel. La dureté et la délicatesse de la figure sont proportionnées à la vivacité ou à l'amabilité et à la douceur du moral. Lorsque la partie inférieure du visage est rentrante, elle annonce presque toujours une personne judicieuse, modeste et réservée, et les défauts auxquels elle sera disposée seront plutôt la feinte et l'entêtement. L'homme naturellement stupide, vil et esclave se présente la bouche béante, la lèvre inférieure qui avance, le nez enfoncé, le regard humble et incertain. L'homme vraiment grand, généreux, montre sa supériorité par un regard sûr et ouvert; la modération de son caractère

33. La *joie*, l'*espérance*, les *chagrins*, la *crainte*, etc. agissent fortement sur toutes les fonctions de la vie automatique, ainsi que sur celles de la vie animale.

34. La *fatigue*, les *chagrins*, une attention soutenue, de même que les sensations très-variées et trop nombreuses, épuisent les forces sensitives, idéales et motrices.

se reconnaîtra par les lèvres rapprochées et bien unies. Le commerce fréquent, et les relations intimes qui régnent entre deux personnes, les rendent tellement ressemblantes que non-seulement leurs humeurs se modèlent l'une sur l'autre, mais encore la physionomie et leur voix contractent une certaine analogie. Ceux qui ne s'occupent que d'idées abstraites et qui se livrent à leur imagination, comme les gens d'esprit et les vrais génies, ont tous les muscles formés avantageusement et bien disposés : aussi est-ce pour cela que l'on cherche en eux le caractère moral sur leur figure. Mais j'outrepasserais les bornes d'une simple note, si je parlais de toutes les modifications que les différentes passions peuvent produire sur la figure de l'homme. C'est à ce sujet, que *La Rochefoucauld* dit que tous les sentimens ont chacun un ton de voix, de gestes et de mines qui leur sont propres, et ce rapport, bon ou mauvais, agréable ou désagréable, fait que les personnes plaisent ou déplaisent.   *Le Trad.*

35. La certitude d'un obstacle invincible à une *passion* dominante, donne lieu aux égaremens du désespoir.

36. Dans l'*orgueil* et dans la *honte* nous nous croyons l'objet de l'attention des autres, et par sympathie nous devenons l'objet de la nôtre.

37. Toutes les *idées* sont en origine le résultat d'une impression quelconque affectant nos organes. Elles ne sont que l'impression convertie en perception.

38. Les *idées* qui émanent des impressions faites sur le système nerveux ganglionnaire, sont les plus nécessaires à la conservation de l'individu, et à la propagation de l'espèce ; tandis que les impressions faites sur les nerfs encéphaliques le sont davantage au moral. Les premières sont instinctives ; les secondes intellectuelles.

39. Les premières *idées* que nous acquérons sont dues au sens du tact.

40. Les *idées* et les *déterminations* produites par l'organe sensitif, en vertu des impressions qu'il reçoit, suivent les mêmes lois que les mouvemens qu'il imprime, à l'organe musculaire moyennant ces mêmes impressions (1).

41. Les *idées* d'imagination, comme il arrive dans les songes ou dans le délire, sont très-souvent excitées par le plaisir ou par la douleur qu'elles eurent auparavant pour compagnes.

42. Le caractère des *idées* et du sentiment, relativement à un même objet chez

(1) Cette loi se trouve très-clairement développée par Darwin ; Cabanis l'a de même assez bien expliquée ; ainsi je conseille à ceux qui pourraient la trouver un tant soit peu obscure de lire ce qui a rapport à cette loi dans la *Zoonomie* de l'auteur anglais, et dans *les Rapports du physique et du moral de l'homme* de l'auteur français.

Le Trad.

l'homme et chez tous les animaux, corres-
pond à leur organisation et à leur manière de sentir.

43. Les *habitudes* et les *capacités* se
renforcent réciproquement; et leur action
sur la volonté est fort difficile à vaincre.

44. La *réminiscence* consiste dans la
faculté de reproduire à la pensée quelques idées déjà acquises, sans que les
objets auxquels elles peuvent se rapporter
agissent sur nos sens extérieurs.

45. La *réminiscence* est d'autant plus
exacte, que l'attention donnée à la sensation reçue a été plus intense et plus
répétée.

46. La *mémoire* est très-heureuse dans
l'enfance et dans la jeunesse; mais elle
s'affaiblit avec l'âge : elle diminue chez l'a-
dulte, et s'anéantit dans la décrépitude (1).

(1) Voyez loi 9, de ce même genre II.

47. Les différentes *mémoires* des lieux, des mots, des formes, de la musique, etc. se trouvent rarement réunies chez un même individu à un égal degré.

48. L'*attention* doit être envisagée comme un acte de la volonté, apte à concentrer une ou plusieurs facultés intellectuelles sur le même objet, pendant un certain temps, ou à préparer et disposer nos organes à mieux sentir une impression donnée.

49. Nos perceptions deviennent plus vives par le pouvoir de l'*attention*, sans que les sensations augmentent en intensité. L'effet contraire est produit par la *distraction*, qui en nous fait taire les impressions même les plus énergiques et les plus fortes.

50. L'*habitude*, c'est-à-dire la répétition fréquente des mêmes actes, affaiblit à la

longue la sensibilité physique ; mais elle perfectionne l'intelligence : elle rend aussi les mouvemens volontaires plus aisés et plus prompts.

51. On juge mieux une sensation que l'on a éprouvée plusieurs fois , parce que l'on raisonne avec plus de certitude sur les différentes parties de l'objet qui l'a produite ; on la compare aux autres , et on en distingue plus exactement l'ensemble.

52. L'*imagination* , c'est-à-dire la faculté de reproduire, multiplier, exagérer, combiner , etc. les idées simples ou les images des choses absentes, est en raison directe de la sensibilité physique.

53. La force et la vivacité de notre *imagination* augmentent après un bon repas ; l'abstinence produit un effet contraire.

54. Lorsque l'objet de nos désirs est devant nous, ou que nous sommes sûrs de le posséder, nous éprouvons alors une sensation de *joie*.

55. Le sentiment de l'*amour* physique ne se développe qu'à l'âge de la puberté, et disparaît dans la vieillesse avancée. L'amour maternel chez les animaux est bien plus fort que chez la femme; car chez eux il n'est pas distrait par l'intelligence, et par mille intérêts particuliers.

56. L'*amitié* n'est que le développement ou l'application particulière du sens de l'attachement pour quelque personne.

57. L'ambition n'est que le désir ardent des honneurs, des dignités, des louanges, et de tout genre de succès.

58. La *colère* est toujours composée par la douleur d'une injustice récente, et par l'aversion pour la personne qui l'a

commise. Elle développe une espèce de frénésie qui nous entraîne parfois à des actes reprochables et même criminels.

59. Une *passion* vive n'est déterminée que par un grand développement d'activité d'une faculté quelconque.

60. L'*envie* est une passion qui ne peut tolérer le bonheur d'autrui. Elle est spécialement causée par le désir ardent d'un bien possédé par un autre.

61. La *mélancolie* ou la *tristesse* est une affection désagréable des sentimens affectifs.

62. Nous sommes poussés à la *vengeance* lorsque l'amour-propre est blessé, et qu'il est combiné avec le courage et le penchant à la destruction.

63. La *jalousie* par amour, chez tous les animaux en état de nature, est une passion qui ennoblit les races; elle donne le

dessus aux individus jeunes et vigoureux sur les individus faibles et maladifs, et éloigne ces derniers de l'acte propagateur. Elle entretient l'espèce dans toute sa vigueur.

64. Les *désirs* et les *aversions* sont aussi nombreux que les plaisirs et les douleurs dont ils dérivent.

65. Dans les premières périodes de la vie, les *appétits* ne sont dus qu'à des fonctions particulières et variées, déterminées en nous-mêmes par nos besoins.

66. Une *félicité* entière ne consiste que dans l'accomplissement de tous les désirs et de tous les besoins.

67. L'*espoir* naît toutes les fois qu'au désir de posséder une chose, on combine l'idée flatteuse de l'obtenir. Elle suppose toujours le manque d'un bien.

68. L'*appréhension* est l'effet de l'at-

tente d'un événement capable à produire des sensations de douleur ou d'aversion.

69. La *compassion* naît de la douleur que nous fait éprouver la vue de la misère et du désir de la soulager.

70. La *comparaison* ne peut être séparée du jugement, et tout jugement est toujours l'effet de l'expérience.

71. La sensation des fonctions individuelles constitue la *conscience*, c'est-à-dire la sensation des sensations.

72. La *volonté* est toujours déterminée par une sensation, ou par le concours de plusieurs causes ou impulsions pour une sensation plus vive.

73. L'action de la *volonté* sur les muscles est toujours médiate, car ils ne peuvent se contracter à notre gré que par le moyen de l'influence nerveuse (1).

(1) Voy. lois 1, 2 et 12, de l'ordre 11, genre 111.

74. Le pouvoir *volitif* n'a aucun empire direct sur les organes de la circulation des sécrétions et de la digestion (1).

75. La prédominance relative des sens sur le cerveau est accompagnée de *volonté* sensuelle, de même que celle du cerveau sur les sens est accompagnée d'action volitive intellectuelle.

76. L'homme ne sait réellement créer aucune chose; toutes ses opérations se réduisent à l'imitation ou à la combinaison.

77. Nous ne pouvons rien *aimer* que par rapport à nous; et nous ne faisons que suivre notre goût et notre plaisir dans toutes nos actions. L'envie, la colère, la haine, la peur, la vengeance, la compassion, enfin toutes les passions humai-

(1) *Voy.* loi 13, gen. II, facultés intell.

nes, ne sont que des différentes nuances de l'amour de soi.

78. La durée de nos *affections* est en raison de l'aliment qu'elles trouvent chez les individus, et dans les causes qui en sont l'objet.

79. Notre *haine* ou notre *amour* est toujours un effet du mal ou du bien qu'on nous fait.

80. Tous les animaux ont deux conditions d'existence qui s'alternent avec régularité: ce sont l'état de *veille* et l'état de *sommeil*.

81. Pendant le *sommeil*, la contractilité volontaire, les désirs et la sensibilité percevante sont en repos; tandis que les fonctions internes de la vie organique sont en plein exercice.

82. Tout ce qui est susceptible d'affaiblir les fonctions de la vie animale, ou

d'activer celles de la vie organique dispose au sommeil, *et vice versa*. C'est ainsi que la tendance au sommeil est toujours en raison de l'activité de la vie interne, et de l'affaiblissement de la vie externe (1).

83. Lorsque le *sommeil* s'empare de nous, notre vue et notre intelligence se troublent, nos paupières s'appesantissent, se ferment, l'ouïe s'affaiblit, la sensibilité tactile diminue, et nos membres s'engourdissent ; enfin, tous nos sens s'assoupissent successivement, et chacun d'eux à des degrés différens.

84. Dans l'espèce humaine, la durée du *sommeil* est ordinairement de six à huit heures sur vingt-quatre. Les enfans dorment plus long-temps, et leur sommeil est plus tranquille et plus profond que chez les adultes. Le sommeil du vieillard n'est

(1) Voy. loi 14, gen. 11, facultés intellectuelles.

ni réglé ni profond ; ce n'est qu'une sorte d'affaissement interrompu, qu'un assoupissement, avant-coureur du repos éternel qui le menace.

85. Les habitudes, le témpérament, le sexe, la saison, l'état de l'esprit, influent beaucoup sur la durée du *sommeil.*

86. En général, la durée du sommeil dans l'homme est en raison de l'épuisement des facultés de la vie externe.

87. Les occupations de la journée se représentent le plus souvent dans le sommeil; et il arrive assez généralement que les rêves roulent sur ce qui intéresse davantage celui qui dort. Les rêves sont aussi ordinairement le résultat d'une irritation interne, apte à reveiller les mêmes idées que des impressions externes excitèrent sur notre sensibilité pendant la veille.

88. L'action des agens extérieurs sur

notre corps, pendant le sommeil, a souvent une influence directe dans la production de nos songes.

89. Les songes sont ordinairement agréables ou pénibles, selon que les fonctions de la vie interne sont libres et faciles, ou bien qu'elles sont gênées et troublées.

90. Le *somnambulisme* n'est que le résultat des mouvemens volontaires déterminés par l'association des idées bien prononcées qui arrivent dans nos rêves.

91. Parmi les causes les plus capables d'exciter le sommeil, ou la *léthargie* chez les animaux hibernans, on doit compter d'abord le froid et une forte chaleur, puis l'absence de toute irritation, et un air peu oxigéné.

92. Chez les animaux en *léthargie*, la circulation du sang et la respiration se

ralentissent, et deviennent graduellement presque nulles. La chaleur animale descend jusqu'à un ou à deux degrés au-dessus du zéro; la digestion s'arrête; ils n'éprouvent plus ni faim ni soif, et leur corps maigrit considérablement.

93. Lorsqu'un animal hibernant se réveille, la respiration, la circulation et la chaleur naturelle reprennent aussitôt toute leur activité ordinaire.

GENRE TROISIÈME.

DE LA CONTRACTION MUSCULAIRE EN GÉNÉRAL, ET DES MOUVEMENS VOLONTAIRES EN PARTICULIER.

De la fibre musculaire chez les différens animaux, considérée dans l'état de repos et d'action. — Mécanisme de la contraction des muscles antagonistes. — Des mouvemens du tronc; de la station; du pas; de la course; du saut; de la natation; du vol; du rampement, etc. — Des os, et du système osseux en action.

1. Chez les animaux qui n'ont point de nerfs visibles, on n'aperçoit pas non plus de fibre charnue, car tout muscle a besoin de l'influence nerveuse pour se mouvoir.

2. La fibre musculaire chez les différens animaux, est d'autant plus prononcée, que leur sang contient plus de fibrine et moins de sérum.

3. La fibre musculaire des animaux à sang blanc ne diffère de celle des animaux à sang rouge que par la couleur.

4. La faculté de se contracter vivement par l'application des excitans, est particulièrement dévolue à la fibre musculaire.

5. La contractilité musculaire varie selon l'âge, le sexe, le tempérament, le temps de repos ou de fatigue, les passions, etc. L'énergie ou force d'action de la contractilité musculaire et des tissus est ordinairement en sens inverse de la sensibilité et du développement du système nerveux (1).

(1) Si l'on désire une explication exacte et étendue de cette loi, on n'a qu'à lire l'excellent ouvrage que vient de publier le doc-

6. L'élément musculaire est moins développé chez les femelles que chez les mâles ; à mesure qu'on avance vers l'âge adulte il devient plus abondant, plus épais et plus prononcé. Chez les premières la fibre charnue est aussi plus molle et plus relâchée que chez les derniers.

7. Quand la fibre musculaire est mise en action pendant un temps donné, elle

teur Réveillé-Parise. Ce physiologiste regarde avec raison cette même loi comme fondamentale pour l'appliquer à la détermination du tempérament spécial des personnes livrées aux travaux de l'esprit, tempérament qu'il caractérise fort judicieusement par ces mots : d'une part, *disposition nerveuse originelle*, puis *excès d'action*, enfin, *prédominance extrême du système nerveux* ; de l'autre, *diminution graduelle de la contractilité*. Ce tempérament peut être associé à toutes les variétés des constitutions ; mais dans le plus grand nombre de cas, la prédominance du système nerveux en est la base. La diminution correspondante de la contractilité musculaire est de même un fait d'observation. Les cas où l'équilibre est conservé sont très-rares, surtout parmi les vrais génies. Le développement et l'explication de cette loi physiologique servent à M. Réveillé-Parise dans toutes ses utiles et belles recherches ultérieures. *Le Trad.*

se relâche, lors même que la cause excitante continue d'agir.

8. La fibre musculaire tend continuellement à se contracter.

9. Le système musculaire modifié dans ses dispositions, en raison des besoins et des relations essentielles qu'éprouve chaque animal, sert à la locomotion ; il fait varier les positions des animaux, soit pour attaquer leurs ennemis, soit pour repousser les agressions, soit enfin pour exprimer leurs sentimens d'amour, de haine, de plaisir ou de douleur, de joie ou de tristesse, etc. Il sert de même à aider l'action de plusieurs fonctions de la vie automatique.

10. C'est par le pouvoir moteur volontaire que nous exprimons nos émotions et nos pensées au moyen des gestes et de la parole ; que nous touchons les différens

objets qui sont à notre portée, et que nous les mettons sous l'action de nos sens.

11. Un excitant appliqué à un muscle quelconque, ne produit pas une contraction durable, mais bien des contractions et des relâchemens qui se succèdent les uns aux autres.

12. Tous les muscles soumis à l'empire de la volonté reçoivent leurs nerfs de l'appareil cérébro-spinal.

13. L'appareil musculaire dévolu aux fonctions de nutrition, et dont les nerfs appartiennent presque tous au système ganglionnaire, rend susceptibles de contraction les organes, les cavités et les vaisseaux par le contact des stimulus; et c'est ainsi qu'il préside à tous les mouvemens qui n'exigent point l'acte de la volonté pour s'effectuer.

14. Tout animal est irritable, et cha-

cun de ses mouvemens est toujours déterminé par une impression quelconque,
soit physique, soit morale.

15. La propriété motrice de la fibre
musculaire est plus durable chez les animaux à sang froid que dans ceux à sang
chaud.

16. La fibre musculaire des volatiles,
et notamment de ceux de haut vol, jouit,
toute chose égale d'ailleurs, d'une force
contractile beaucoup plus énergique que
celle de tout autre animal.

17. L'intensité de la contraction d'un
muscle est en raison composée de la force
et du développement de son tissu charnu,
et de l'énergie encéphalique.

18. Les muscles les plus exercés sont
ceux qui acquièrent le plus de force et de
volume; ils prennent en même temps plus
d'aptitude aux mouvemens partiels.

19. Tous les mouvemens musculaires activent puissamment le cours et la distribution de toutes les humeurs.

20. Pendant la contraction d'un muscle, les molécules dont il est composé ont une plus forte cohésion entre elles que lorsqu'il est relâché. Le corps du muscle en se raccourcissant gonfle et durcit.

21. La variété des mouvemens qui déterminent chez les animaux la marche, la course, le saut, la natation, le vol, la raptation, etc., est due à la mobilité intrinsèque de leurs fibres charnues, à la disposition et à l'insertion de leurs muscles, et à la forme des articulations des os que l'on met en action.

22. Une action musculaire volontaire et subite, faite immédiatement avant la

mort, rend les cadavres plus prompts à la putréfaction (1).

23. La force contractile d'un muscle est en raison du nombre de ses fibres; de même que son raccourcissement, ou l'étendue des mouvemens qu'il peut imprimer aux membres, est relatif à leur longueur.

24. Les fibres charnues des muscles fléchisseurs sont toujours plus longues et plus nombreuses que celles des extenseurs : aussi ces derniers sont ordinairement moins forts que les premiers.

25. Il est dans la nature d'un muscle volontaire d'exécuter plus facilement les mouvemens auxquels il est habitué,

(1) Cette loi n'exclut pas nombre d'autres causes qui peuvent déterminer une prompte putréfaction des cadavres; soit relativement à l'état particulier du cadavre, soit à la nature de la maladie qui a causé la mort. Les cadavres provenant de l'atteinte du choléra et des fièvres pernicieuses graves sont dans ce cas-là.

Le Trad.

comme aussi d'agir plus promptement avec les muscles et avec les sensations auxquelles il combine habituellement ses actions simultanément ou successivement (1).

(1) Tous les mouvemens qui sont souvent mis en action dans le même temps, soit en actions combinées, soit en séries successives, deviennent par le moyen de l'habitude tellement unis que pendant que l'un d'eux se reproduit, les autres lui succèdent.

Une grande partie de nos mouvemens dans leur origine, est produite en *séries successives*, comme seraient les contractions des oreillettes et des ventricules du cœur, puis les autres le sont en *agrégations unies*, comme les diverses divisions des muscles composant le mollet de la jambe, qui dans leur principe furent excités en *actions syncrones* par ce malaise qu'on éprouve en restant long-temps dans une même position. A force de répétitions continues et fréquentes, ces mouvemens forment des associations qui durent autant que la vie, et même quelquefois au-delà, comme on le voit par le cœur d'une grenouille qui continue à pulser quelque temps quoiqu'il soit arraché de la poitrine : *Darwin* nomme cette espèce de mouvement de connexion *association irritative*, pour la distinguer de celle dite *sensitive* ou *volontaire*. Si l'on apprend un art mécanique quelconque, comme la musique, la danse, l'escrime, etc. : les muscles s'habituent à agir conjointement ou successivement, par le moyen des effets volontaires et répétés; cette habitude d'exécuter ensemble les mouvemens se forme par degrés au moyen de plusieurs répétitions, puisque chacun de ces mouvemens peut également se produire par la volonté, comme on l'observe par le temps que les petits enfans emploient pour apprendre à courir et à parler; nous éprouvons la même chose quand nous voulons commencer d'apprendre à nager : à cette série d'actions *Darwin* donne le nom d'*associations volontaires*. Voy. *Darwin*, *Zoonomie*. »

Le Trad.

26. La disposition du système musculaire est telle qu'une partie ne peut se contracter sans que l'autre ne s'alonge et ne se relâche.

27. Chaque portion mobile du squelette est toujours entre deux forces musculaires opposées.

28. Si deux muscles antagonistes, de la même force, agissent conjointement sur une partie également mobile en tout sens, les forces opposées se détruisent réciproquement, et la partie reste immobile.

29. Lorsqu'un ou plusieurs muscles exécutent un mouvement énergique, il faut que les antagonistes se maintiennent dans un état de contraction tel qu'ils puissent donner à l'articulation mise en activité toute la résistance qu'exige le développement de ce même mouvement.

3o. Si les extrémités d'un muscle sont insérées sur deux points également mobiles, ce muscle, en se contractant, les rapprochera l'une de l'autre, en leur faisant parcourir des espaces égaux ; si au contraire leur mobilité est différente, les espaces parcourus seront inégaux.

31. Presque tous les muscles du corps humain sont attachés à deux parties différentes, de manière que tous les mouvemens se forment autour d'une d'elles, qui demeure fixe : d'où il en résulte que la force de contraction de chaque muscle doit être double des résistances qu'il a à vaincre.

32. Presque tous les mouvemens musculaires chez l'homme appartiennent à un levier de la troisième espèce ; ce qui favorise la rapidité des mouvemens aux

dépens de la force employée pour les produire.

33. La force des muscles penniformes et des radiés égale la somme des diagonales du parallélogramme formé par les fibres qui font angle ensemble prises deux à deux.

34. L'action totale des muscles à fibres parallèles égale la somme de toutes les actions particulières de ces mêmes fibres.

35. Les extrémités thoraciques et les abdominales peuvent se porter en devant et en arrière, en dedans et en dehors, et peuvent exécuter des mouvemens de demi-rotation sur elles-mêmes en tout sens.

36. Pour se tenir dans une attitude perpendiculaire, et même immobile, la machine animale a toujours besoin d'une ou de plusieurs actions musculaires.

37. La position de la tête sur le cou et sur la colonne vertébrale détermine toujours la situation ordinaire du corps.

38. La mobilité du cou des oiseaux est en raison de la fixation de leur dos.

39. Chez l'homme et chez les quadrupèdes, la station est uniquement produite par l'action soutenue des muscles extenseurs des articulations.

40. Le point fixe des muscles est toujours inférieur dans la station, tandis qu'il est supérieur dans la locomotion.

41. Une station très-prolongée fatigue plus qu'une marche modérée et soutenue pendant un même espace de temps.

42. L'attitude la plus favorable pour réparer dans l'homme les forces musculaires épuisées par la locomotion, ou par

la station sur deux pieds, est celle d'être couché sur un plan horizontal.

43. Pour qu'un animal puisse se tenir dans une position verticale, il est nécessaire que toutes ses parties soient disposées de manière à le maintenir facilement en équilibre; que les muscles aient la force de corriger continuellement les mouvemens d'aberration, et que la ligne de gravité du corps entier tombe sur le plan occupé par ses appuis.

44. Tous les animaux qui se meuvent par des pas marqués ou par des sauts, ont leurs muscles attachés à des parties dures qui leur servent de levier.

45. Tous les mouvemens progressifs que fait un animal pour se transporter d'un lieu dans un autre, exigent qu'une vitesse déterminée soit imprimée dans une direction quelconque au centre de

gravité de son corps. La progression exige de même l'extension d'un nombre donné d'articulations plus ou moins pliées, dont la disposition soit telle que leur direction se trouve du côté du centre de gravité, et empêchée du côté opposé. Alors la plus grande partie du mouvement a lieu dans le premier de ces deux sens.

46. En descendant par un plan incliné, la jambe, poussée en avant, se trouve toujours plus basse que celle qui est en arrière : le contraire a lieu en montant.

47. Dans la promenade, le centre de gravité de notre corps se meut entre deux parallèles, dans l'espace desquelles il décrit des obliques qui forment un zigzag.

48. Dans la *course*, notre corps doit être incliné en avant, afin que le centre de gravité puisse se trouver dans la position nécessaire pour être poussé dans

cette même direction par la jambe postérieure; il faut de même que l'autre jambe soit portée promptement en avant, afin d'éviter la chute.

49. Pour déterminer la *course*, il faut que le corps s'élance en avant à chaque pas, et que le pied postérieur soit élevé du sol avant que l'antérieur touche terre. Ces impulsions font parcourir au corps une série de petites paraboles.

50. Dans le *pas*, les quadrupèdes portent premièrement en avant le pied postérieur d'un côté, puis l'antérieur du même côté, ensuite les deux pieds du côté opposé de la même manière; et chaque pas se poursuit également (1).

(1) Quoique Barthez et plusieurs autres physiologistes pensent différemment par rapport au pas des quadrupèdes, il est de fait pourtant que son mécanisme se passe ainsi que le dit notre auteur. L'observation oculaire peut à chaque instant nous garantir des équivoques où la rapidité du pas pourrait nous induire et nous faire tomber dans l'erreur de ceux qui croient que le pas des qua-

51. Dans le *trot*, les quadrupèdes élèvent les pieds deux à deux à la fois, toujours en direction diagonale. Dans le *galop* lancé, l'animal fait une suite de sauts en avant ; les paraboles qu'il décrit sont plus ou moins grandes, selon la force d'impulsion qu'il imprime à son corps en frappant le sol avec les extrémités postérieures.

52. La vitesse acquise dans la course se conserve et augmente à chaque élan par la nouvelle célérité qui s'y joint : ce qui fait qu'une course accélérée ne peut se suspendre tout d'un coup.

53. Dans le *saut*, l'homme étend promptement toutes les articulations des membres pelviens, de sorte que l'impression

drupèdes se fait par un mouvement en direction diagonale entre un pied et l'autre, ce qui réellement n'a lieu que par parallèle entre les quatre extrémités. La direction diagonale n'a lieu que dans le trot. *Le Trad.*

qu'il donne au sol en est si rapide et si énergique, qu'il s'en élève plus ou moins.

54. Le corps d'un animal dans le saut doit être considéré comme un projectile qui perd graduellement la vitesse qu'il acquiert en sautant.

55. L'étendue du saut d'un animal dépend de la longueur proportionnelle des os de ses membres, et de la force de leurs muscles : aussi les animaux qui sautent le mieux sont ceux qui ont les extrémités postérieures très-longues et fort musclées.

57. La durée du saut est en raison de la force d'impulsion employée.

58. Le quadrupède, pour bien sauter, a besoin d'appuyer tout son corps sur ses membres postérieurs ou *pelviens* bien pliés, et de les tendre rapidement en heurtant le sol avec force et énergie.

59. L'espace que les petits animaux parcourent dans le saut, est proportionnellement beaucoup plus long que celui que parcourent les grands; car quand les forces sont proportionnelles aux masses, elles impriment à ces dernières des vitesses égales; et les espaces parcourus dépendant uniquement de la célérité doivent être presque égaux, tant pour les petits que pour les grands animaux.

60. La direction du saut dépend de la position du centre de gravité, par rapport au membre qui en donne l'impulsion : c'est pour cela que l'homme et les oiseaux sont les seuls animaux qui puissent sauter verticalement. Les quadrupèdes et les insectes ne peuvent sauter qu'en avant.

61. La natation chez l'homme et chez les quadrupèdes est produite : 1° par l'impulsion que les extrémités pelviennes

donnent au corps, en le dirigeant en haut et en avant; 2° par l'action des muscles qui meuvent en bas et en arrière les membres thoraciques. Cette action réciproque qui augmente en raison de la résistance que l'on oppose à ces mouvemens, fait des efforts pour mouvoir tout le corps autour de la partie supérieure d'une ou de l'autre extrémité du même côté. Il résulte de ces deux mouvemens angulaires combinés un mouvement moyen qui conduit lecorps en avant et en haut.

62. Pour se diriger dans la natation plus d'un côté que de l'autre, il est nécessaire de frapper l'eau avec plus de force ou plus de vitesse du côté opposé à la direction qu'on veut prendre.

63. C'est par le moyen de la vessie natatoire que la plus grande partie des pois-

sons peuvent se mouvoir en haut ou en bas ; car c'est par elle qu'ils augmentent ou diminuent leur pesanteur spécifique.

64. Les poissons qui nagent le mieux sont ceux qui ont le corps alongé et plat.

65. La natation peut s'exécuter dans un plan horizontal , ou dans des directions plus ou moins inclinées.

66. La faculté de se soutenir suspendu dans l'air et de s'y diriger à volonté, n'est donnée qu'aux animaux qui ont des ailes, tels que les oiseaux, les insectes, les chiroptères, etc. La vitesse que les volatiles acquièrent en s'élevant est diminuée successivement par l'effet de leur poids ; il y a même un instant ou cette célérité est nulle. Si alors ils donnent un nouveau coup d'aile, ils montent avec une nouvelle force qui leur fait parcourir un espace égal au premier. Si les oiseaux con-

tinuent à voler de la même manière ils monteront uniformément; mais s'ils donnent un second coup d'aile, avant d'arriver au point où cesse la célérité acquise par le premier, ils unissent alors une nouvelle célérité à celle qui leur reste, et ils soutiennent par-là un mouvement accéléré.

67. Quand les oiseaux ne vibrent plus les ailes et que leur vitesse ascendante a cessé, ils descendent avec un mouvement accéléré.

68. Les oiseaux, pour descendre pendant leur vol, n'ont qu'à supprimer ou à diminuer le mouvement des ailes : dans le premier cas, ils tombent avec la célérité des corps graves.

69. Les oiseaux, pour voler verticalement, doivent déployer et battre leurs ailes dans une direction horizontale à la

perpendiculaire de leur gravité. Ils ne peuvent voler horizontalement qu'en décrivant une suite de courbes de haut en bas.

70. Pour voler à droite ou à gauche, il est nécessaire que l'aile opposée à la direction du vol se meuve avec plus de force que l'autre, ou avec plus de vitesse.

71. Plus le vol sera rapide, moins il aura d'inflexions : aussi les oiseaux d'une volée précipitée ne tournent que par de grands cercles.

72. Quand les oiseaux volent avec un mouvement égal des deux ailes, la force que leur impriment les muscles grands et moyens pectoraux, les élance en haut et en avant dans une direction moyenne.

73. Les volatiles tourneraient autour de leur centre de gravité, et leur vol dévierait continuellement de sa direction,

si la somme des forces qui meut leurs ailes et leur queue n'était combinée et modifiée de manière à les conduire dans une direction donnée.

74. La propriété qu'ont les volatiles de diriger à volonté vers leur centre de gravité les puissances résultant de la force des ailes et de la queue, leur donne l'avantage de se transporter et de voler dans toute espèce de direction.

75. Le plus grand nombre des reptiles et des insectes ne peut ramper qu'en se raccourcissant de la tête à la queue : c'est en fixant la queue au sol, et en alongeant les courbures de leurs parties antérieures jusqu'à la tête, que l'animal avance : alors la tête, pressant le sol, sert à son tour de point d'appui ; toutes les parties postérieures s'approchent ; et ainsi de suite l'animal avance en rampant. Les serpens,

ne pouvant se raccourcir, rampent en faisant des zigzag, ou en formant des spirales.

76. Pour saisir ou empoigner un objet commodément, il faut que les doigts soient séparés, libres et flexibles.

77. La force des doigts est en raison de leur peu de longueur.

78. L'extension et la direction des mouvemens qu'exécutent les os, sont proportionnés aux cavités et aux éminences de leurs faces articulaires, ainsi qu'au nombre, à la longueur et rigidité de leurs ligamens.

79. Le nombre et la direction des muscles insérés sur les os déterminent les mouvemens dont ces derniers sont capables.

80. Un os articulé avec un autre par une de ses extrémités ne peut jamais se

mouvoir que par flexion ou par rotation.

81. Les côtes sont les seuls os du corps dont le mouvement commence en naissant, et finit avec la mort.

82. La saillie des os, où s'attachent les muscles, est en raison de la force et des mouvemens de ces derniers, les os ayant d'ailleurs une égale consistance.

83. Tous les animaux qui ont une squelette interne, articulé et recouvert des muscles, tels que les mammifères, les oiseaux, les reptiles et les poissons, sont doués aussi d'une colonne vertébrale, de quatre membres au plus, d'un cœur, de poumons ou de branchies, et ils sont tous à sang rouge. Leur cerveau est contenu dans une cavité osseuse, ainsi que leur moelle épinière. Presque tous ont cinq sens, deux mâchoires, un foie, un pancréas, une rate, des reins.

84. Les animaux sans vertèbres, ou sont entièrement privés des parties dures, ou ont leur corps et leurs membres enveloppés par des parties écailleuses, articulées les unes sur les autres, ou enfin sont enfermés dans des coquilles particulières.

85. Le système musculaire volontaire, chez les animaux qui occupent les derniers degrés de l'échelle zoologique, est attaché à la membrane tégumentaire. Ce système leur imprime les différens mouvemens qui modifient la forme et les contours de leur corps (1).

(1) La mécanique des animaux se prêterait à un bien plus grand nombre de théorèmes; mais l'auteur s'est borné à en indiquer les plus essentiels; il a cru inutile de marquer tous les mouvements partiels dont la vaste série des êtres vivans est capable : d'ailleurs, la science possède des traités très-étendus et spéciaux sur la statique animale pour ceux qui aimeraient avoir sur cet argument des détails plus minutieux. *Le Trad.*

GENRE QUATRIÈME.

DE LA VOIX.

De l'organe de la voix, de la parole, du chant, du soupir, du
bâillement, de l'éternument, de la toux, du rire, des pleurs, du
hoquet, de l'halénation, du sucement, des modifications vocales
chez les différens animaux.

1. Le larynx et ses dépendances sont
les organes principaux de la voix chez les
quadrupèdes et chez les reptiles; chez
les oiseaux la voix s'exécute dans la bifur-
cation de la trachée, *larynx inférieur*.

2. La voix n'est donnée qu'aux animaux doués de poumons, tels que les mammifères, les oiseaux et quelques reptiles. Le langage n'est, chez les animaux, que l'expression de leurs besoins.

3. La voix est le résultat des vibrations communiquées à l'air expiré par l'organe vocal en oscillation.

4. La force, la clarté et l'intensité de la voix dépendent de la masse d'air expiré dans une seule fois, du volume proportionnel des poumons, des sacs aériens, et de la plus ou moins grande étendue et vibration des canaux qui la transmettent au dehors.

5. Dans les notes graves, le larynx s'abaisse, et les lèvres, un peu contractées, s'avancent; les cordes vocales se relâchent et la glotte s'élargit. Dans les notes aiguës, le larynx s'élève, les cordes vocales

se tendent, la glotte se resserre, la bouche s'ouvre un peu et se retire en dedans. Dans le premier cas, la langue s'abaisse et s'élargit; dans le second, elle s'élève, s'appuie par sa pointe sur les dents, et occupe un plus grand espace.

6. L'âge, le sexe, le tempérament, l'habitude, l'état normal des organes respiratoires, l'état de vacuité ou de plénitude du tube alimentaire, etc. modifient notablement le timbre de la voix.

7. Les parties de la génération ont une influence marquée sur les organes vocaux; car le ton de la voix ne se décide et ne prend un caractère fixe et prononcé que lorsque l'animal est parvenu à l'âge de procréer.

8. Chez l'homme et chez les quadrupèdes, la voix du mâle est plus forte, plus ronde et plus grave, que celle de

la femelle, qui est plus claire et plus douce. Chez les vieillards, la voix est faible, cassée, nasillarde, tremblante, etc.

9. La *parole* consiste dans l'agrégat de plusieurs sons différemment modifiés et répercutés contre le gosier, les narines postérieures, la langue, le palais, les dents et les lèvres; de sorte que l'on peut dire que l'organe de la parole réside dans l'ensemble de toutes les parties du canal laryngo-buccal.

10. Le *chant* est constitué par des sons harmonieusement soutenus et combinés, qui se forment plus dans le larynx que dans les différentes parties de la bouche.

11. La facilité de moduler le *chant* dépend en grande partie de la mobilité des muscles qui agissent sur tous les organes vocaux, c'est-à-dire sur le larynx, le pharynx et la cavité buccale.

12. Le chant est ordinairement l'expression naturelle des sentimens de gaîté, d'amour, d'espérance, et de toutes passions ou émotions semblables.

13. Le *soupir* est le résultat d'une inspiration lente et profonde, suivie d'une expiration presque égale, accompagnée d'un léger gémissement.

14. Le *bâillement* est formé par une inspiration lente, soutenue, faite avec la bouche très-ouverte; inspiration suivie d'une expiration pleine et également lente.

15. Le bâillement est souvent accompagné de pendiculation : il est déterminé ordinairement par l'ennui, le sommeil, la faim, le froid, l'engourdissement du réveil et le pouvoir de l'imitation.

16. L'*éternument* est formé d'une inspiration lente et ample, qui attire beau-

coup d'air dans les poumons, inspiration succédée d'une brusque et bruyante expiration qui oblige l'air d'en sortir rapidement avec une secousse assez forte.

17. La *toux* se fait par des mouvemens rapides, bruyans et alternatifs d'inspiration et d'expiration, accompagnés de l'action du diaphragme et des muscles abdominaux. Elle est spécialement excitée par le besoin de chasser dehors ce qui peut gêner la respiration.

18. Le *rire* est le résultat d'une pleine inspiration suivie d'expirations interrompues, courtes, sonores, avec expulsion d'air. Il est toujours accompagné d'un épanouissement plus ou moins prononcé des traits de la face.

19. Dans les *pleurs*, les expirations sont courtes, entrecoupées et sonores; elles sont précédées d'une entière inspi-

ration accompagnée d'un ton plaintif et du larmoiement.

20. Le *hoquet* est indiqué par des inspirations courtes, rapides, souvent répétées et accompagnées de gémissemens entrecoupés.

21. L'*essoufflement* ou l'halénation est produit par plusieurs inspirations et expirations rapides et très-visibles, avec accélération dans le cours du sang, et avec palpitations du cœur.

22. La *succion* est une forte inspiration que l'on fait en appliquant les lèvres au mamelon, ou à un tube plongé dans un fluide faisant un vide, que le liquide remplit.

23. C'est à la diverse construction du larynx, de l'ouverture de la glotte, de la cavité de la bouche, et des narines, ainsi qu'à la mobilité plus ou moins grande de la lan-

gue, des lèvres, et des joues, que les animaux doivent en général leurs différentes manières de s'exprimer. Le cheval, par le *hennissement*; l'âne, par le *braiement*; le bœuf, par le *mugissement*; le loup par le *hurlement*; le chien, par l'*aboiement*; le lion, par le *rugissement*; le chat, par le *miaulement*; la brebis, par le *bêlement*; le serpent et autres reptiles, par le *sifflement*; les oiseaux, par le *chant*, les grenouilles par le coassement, etc.

CLASSE DEUXIEME.

DES FONCTIONS GÉNÉRATIVES ET RELATIVES A L'ESPÈCE.

ORDRE PREMIER.

DES FONCTIONS PROPRES AU SEXE MASCULIN.

GENRE PREMIER.

DE L'INFLUENCE QU'EXERCE SUR L'HOMME ET LES ANIMAUX L'AGE DE LA PUBERTÉ.

Des changemens et modifications organiques qu'éprouvent les mâles à l'âge de la reproduction, relatifs au système sanguin, à l'accroissement de tout le corps, au développement de l'appareil générateur, des poils, du larynx, etc.

1. Chez l'homme, la puberté produit une révolution dans tout son être; le sys-

tème artériel est en équilibre dans ses différentes parties ; mais il prédomine dans
sa totalité sur le système veineux. A cet
âge, tout le corps commence à prendre
une forme virile ; la barbe paraît ; le pubis se couvre de poils ; la voix acquiert
un ton grave et sonore, et les organes
génitaux éprouvent une nouvelle sensation prurigineuse, une impulsion toute
nouvelle qui s'étend de la localité à tout
le système organique.

2. Les testicules, la prostate, les vésicules spermatiques et la verge prennent,
à l'âge de la puberté, un accroissement
très-rapide. Alors le sperme est élaboré
dans toute sa perfection ; à cette même
époque, les muscles appartenant aux
fonctions de la vie animale, deviennent
plus compactes, plus rouges ; ils cessent
de croître en longueur ; mais ils conti-

nuent à grossir, et se prononcent davantage à l'extérieur; leur action est moins prompte, mais aussi plus énergique.

3. Les changemens ou modifications qui arrivent dans l'organisme vivant à l'âge de la puberté, donnent lieu à des phénomènes moraux particuliers, à des désirs vénériens qui n'existaient pas auparavant. La durée de cette impulsion organique, de ce penchant vénérien, est toujours en rapport avec l'énergie vitale des individus.

4. Le plus grand nombre des animaux vivipares, peu prolifiques prennent presque tout leur développement avant d'être capables de procréer; tandis que ceux qui engendrent plusieurs fœtus, sont propres à la fécondation avant que leur corps ait acquis la moitié de l'accroissement qu'il doit avoir. Chez l'homme, l'âge de la pu-

berté est plus tardif vers le nord que vers l'équateur. L'éducation, le genre de nourriture et plusieurs autres circonstances peuvent l'anticiper ou la retarder.

5. Chez les cerfs mâles, les cornes ne paraissent qu'à l'époque de la puberté ; et elles se renouvellent chaque année, tant que dure chez eux le pouvoir fécondant.

DE L'USAGE DES ORGANES GÉNITAUX CHEZ LES MALES.

Des génitoires, de l'érection de la verge, de la sécrétion et de l'éjaculation du sperme.

---

1. L'usage des parties génitales chez l'homme et chez les animaux qui ont des testicules et une verge, est de préparer le sperme, et de le déposer dans celles de la femelle destinées à le recevoir.

2. Le sang en se portant abondamment dans les corps caverneux de la verge, la durcit, la grossit, et la rend plus apte au coït. L'érection facilite aussi l'émission du sperme, et s'oppose à la sortie de l'urine.

3. La réplétion des vésicules séminales, et le pouvoir de l'imagination, ont une grande influence pour déterminer l'érection du *pénis*. La volonté n'a aucun pouvoir sur cette érection.

4. Chez les animaux doués de vésicules séminales, la liqueur prolifique, préparée par les testicules, est déposée dans ces vésicules pour y séjourner jusqu'à ce que l'éjaculation la transmette au dehors.

5. L'accumulation de l'humeur prolifique dans les vésicules séminales, échauffe l'imagination, et donne des rêves érotiques.

6. Pour que l'appétit vénérien puisse

être accompli d'après les vues de la nature, il faut que le sperme, en traversant la cavité de l'urètre, soit déposé vers le fond du vagin.

7. L'éjaculation du sperme est provoquée par l'action des muscles érecteurs du pénis, par les transverses du périné, par les releveurs de l'anus, et par la contraction involontaire du diaphragme et des muscles abdominaux. L'action des crémasters sur les testicules, et peut-être même la contraction des vésicules séminales, pourraient aussi y contribuer.

8. Après l'acte réparateur de l'espèce le membre viril perd le volume qu'il avait acquis dans l'érection, et revient à son état naturel. Les testicules, qui étaient remontés vers l'anneau inguinal, redescendent; un colapsus général s'empare

de tout le corps , et tout désir vénérien cesse pour quelque temps.

9. En général, plus on reste sans se livrer à l'acte vénérien, plus le penchant au coït diminue, *et vice versa.*

10. L'évacuation modérée du sperme excite l'appétit; d'où l'on peut en conclure que l'abstinence et le jeûne sont de puissans moyens contre la volupté.

11. Les animaux mâles qui n'ont qu'une saison de l'année pour la reproduction, n'entrent en amour qu'à cette époque, et ils n'ont de vrai sperme que dans ce seul temps. C'est alors que leurs testicules se gonflent et durcissent considérablement (1).

____

(1) *Voy.* genre II, des Sécrétions, lois 38 jusqu'à la 43 inclusivement.

GENRE TROISIÈME.

DES EFFETS DE LA CASTRATION.

—

1. L'homme à qui on a enlevé les testicules dans sa première jeunesse n'acquiert plus les belles formes viriles qu'il aurait pu avoir. Son larynx cesse de se développer ; sa voix se maintient aigre et

aiguë; la barbe ne paraît point; le crâne ne croît pas en proportion des autres parties du corps, et le cervelet est arrêté dans son développement.

2. Chez le châtré, le thorax et le bassin sont évasés comme chez la femme; les apophyses et les saillies des os destinées à l'attache des muscles sont peu marquées; le pénis ne prend plus tout le développement qu'il devrait avoir; le tissu cellulaire renferme beaucoup de graisse. Dans cet être malheureux, le système musculaire est dépourvu de la force et de la ténacité qui existent dans celui de l'homme parfait. Sa peau est lisse et fine comme celle des femmes et des enfans; tout son appareil glandulaire est engorgé et a une action très-lente; ses capsules articulaires sont quelquefois gonflées par une surabondance d'humeur synoviale, etc.

3. Tous les animaux châtrés sont dans l'impossibilité absolue d'engendrer.

4. Le cerf châtré avant l'époque de la puberté, demeure privé pour toujours de son bois; mais si on lui fait la castration lorsque ses cornes sont déjà poussées, alors elles ne tombent plus.

5. La castration, chez les gallinacés, atrophie leur crête, et fait cesser leurs chants.

6. La castration rend tous les animaux pusillanimes, plus doux et plus tranquilles. Effectivement quelle différence entre un taureau et un bœuf; un bélier et un mouton; un coq et un chapon! etc. enfin, il est certain que cette mutilation dégrade le moral comme le physique (1).

(1) Si l'on désire de plus grands détails sur l'influence de la castration, soit sur le physique, soit sur le moral de l'homme et des animaux, on peut lire le *Mémoire sur les effets de la castration dans le corps humain*, etc., par B. Mojon. — Montpellier, 1803.

Le Trad.

ORDRE DEUXIÈME.

DES FONCTIONS PROPRES AU SEXE FÉMININ.

GENRE PREMIER.

PHÉNOMÈNES QUI ONT LIEU CHEZ LA FEMME, ET CHEZ LA
FEMELLE DE PLUSIEURS ANIMAUX A L'ÉPOQUE
DE LA PUBERTÉ.

De la menstruation ; du sang menstruel ; de sa qualité, de sa quantité ; durée et but de la menstruation.—De l'excitement au coït.

1. L'époque de la puberté chez la femme est marquée par un écoulement sanguin, provenant des vaisseaux pers-

piratoires de la muqueuse génitale ; écoulement qui devient mensuellement périodique.

2. A l'âge de la puberté les mamelles se développent en demi-globes ; les mamelons prennent une couleur rosée ; le pubis se garnit de poils ; la physionomie s'anime, et prend de la fraîcheur ; tout le physique acquiert des contours gracieux, et une nouvelle énergie vitale se réveille, notamment dans l'appareil générateur, qui devient alors un centre actif d'action et de réaction habituelle.

3. Les femmes arrivent plus promptement que les hommes à l'âge nubile. Cette époque varie pourtant chez les différens peuples ; ce qui dépend autant du climat que du tempérament, de l'éducation particulière, du développement des facultés

morales, de la qualité et quantité des alimens, etc. (1)

4. L'écoulement menstruel chez les femmes est généralement le signe le plus certain de leur disposition à la fécondité.

5. Une femme perd ordinairement la faculté de devenir mère, à la disparition du flux menstruel, c'est-à-dire à l'âge de retour. Aussi les femmes qui sont nubiles de très-bonne heure perdent assez promptement la capacité d'engendrer.

6. Le flux menstruel disparaît le plus

(1) Les personnes qui habitent les grandes villes, et celles habituées à se nourrir de bons alimens arrivent bien plus vite à l'âge de la puberté que celles qui demeurent dans les petits villages et qui sont misérables : le climat influe singulièrement sur cette époque dans l'un et l'autre sexe, puisque dans les pays méridionaux, les femmes l'atteignent à dix ans, et les hommes à douze ou treize, tandis que dans les climats septentrionaux, la puberté ne se développe qu'à treize ou quatorze chez les femmes, et à seize ou dix-huit chez les hommes.

Les jeunes personnes instruites de bonne heure dans les mystères de Vénus, arrivent plus promptement à cette époque, que celles qui sont élevées sévèrement, et surtout cloîtrées. — *Voy.* ce que dit Grégory, à ce sujet, vol. *t. Méd. théor.* *Le Trad.*

souvent trente ans après sa première apparition.

7. Le but principal du sang menstruel est d'être destiné par sa nature, au développement du fœtus ; en effet ce flux périodique s'arrête pendant la grossesse, ainsi que dans les premiers mois de l'allaitement.

8. La surabondance du sang, relative à l'individu, est *une* des causes *matérielles* de l'évacuation menstruelle. Aussi les symptômes qui la précèdent sont-ils autant d'indices de plénitude, et notamment de pléthore locale.

9. La qualité et la quantité du sang, de chaque évacuation menstruelle, dépend de la nature et de la quantité des alimens, de l'âge, de la constitution, du climat, des autres évacuations excrémentitielles, de l'état de l'utérus, etc.

10. Le sang propre de l'écoulement menstruel n'est point coagulable (1).

11. La durée d'une évacuation menstruelle est ordinairement de trois à cinq jours. Plusieurs circonstances peuvent pourtant la réduire à deux, ou la porter à sept et huit jours.

12. Pendant le temps de la menstruation, et durant les premiers mois de la grossesse, la sensibilité et l'irritabilité

(1) *Dionis* avait déjà laissé entrevoir depuis long-temps que le sang menstruel est différent de celui qui circule dans les vaisseaux. *Hunter* et *Hamilton* ont dit ensuite qu'il n'était point coagulable. *Mojon* ayant vérifié par de nombreuses expériences l'observation de ces deux auteurs, publia à Leipsick une monographie sur ce même argument. La qualité particulière qu'a le sang menstruel de ne pas se coaguler, devrait servir, dit notre auteur, dans son mémoire *De natur. sang. menstr.*, de règle aux médecins pour distinguer une ménorrhagie d'un simple écoulement menstruel; car dans le premier cas le sang sort en caillots ou bien se coagule promptement, ce qui n'a jamais lieu dans le second cas. Le docteur *Lavagna* a constaté dernièrement que la proportion de la fibrine contenue dans le sang menstruel, à l'état normal, est en quantité tellement minime qu'elle ne peut pas le coaguler.   *Le Trad.*

générales, notamment des organes génitaux et éducateurs, sont plus excitées.

13. Les parties génitales des animaux
femelles en rût ont une odeur particulière qui excite le mâle à l'accouplement.

14. Les parties génitales de la femelle
des vivipares en ardeur, enflent et pers-
pirent une humeur blanchâtre sanguino-
lente.

ORDRE TROISIÈME.

DES FONCTIONS RELATIVES A L'UNION DES DEUX SEXES,
ET DU PRODUIT QUI EN RÉSULTE.

GENRE PREMIER.

DE LA GÉNÉRATION EN GÉNÉRAL.

Des fonctions génitales. — De la fécondation du germe. — Du type des races. — Causes qui déterminent la nature du sexe. — Des hybrides. — Des animaux unisexuels, des androgynes et des hermaphrodites. — De l'accouplement. — De la génération vivipare et ovipare.

---

1. Tous les corps organisés naissent de corps semblables à eux.

2. Il n'y a point d'animal qui n'ait parti-

cipé à la vie d'un autre corps, avant d'exercer par lui-même le mouvement vital (1).

3. Des modifications multipliées et très-variées particularisent chez les différens animaux les fonctions dont l'objet est la propagation de l'espèce.

4. Les hybrides ou mulets sont le plus ordinairement stériles. C'est bien rare de voir le produit de l'accouplement du cheval avec l'ânesse et *vice versa* être fecond. L'on dirait que leurs organes sexuels ne sont pas aptes à la génération.

5. L'activité des fonctions génitales,

(1) Tous les physiologistes s'accordent à nier la génération spontanée. Un très-grand nombre d'observations et d'expériences démontrent évidemment que la vie naît de la vie, puisque même dans les générations par bouture, gemmes ou bourgeons, il est nécessaire que les animaux ou les plantes dans lesquelles ces espèces de générations ont lieu, jouissent de la vie. Il arrive de là que le mouvement ou l'impulsion vitale dans les corps organisés, tire toujours son origine de ses prédécesseurs vivans.   *Le Trad.*

chez les mammifères ne dure jamais toute leur vie ; ordinairement elle n'occupe guère que l'espace moyen entre la naissance et la vieillesse. Cette activité éprouve encore des intermittences qui varient dans la durée selon les différens animaux. Chez les hommes la vie sexuelle a une durée de quatorze à seize années de plus que chez les femmes.

6. La génération n'a lieu que par la fécondation d'un ou de plusieurs œufs parvenus à leur maturité. Quelques animaux cependant d'une organisation la plus simple, n'ayant pas de sexe visible, tels que les gemmipares et les fissipares, peuvent se reproduire par bourgeons ou par boutures.

7. La génération porte toujours dans les individus qui sortent de la même souche une ressemblance de forme, de struc-

ture et de propriétés qui en déterminent constamment l'espèce.

8. Quoique le type de chaque espèce d'animal soit susceptible de quelque légère variété, il est pourtant constamment inaltérable. On voit aussi des rapports notables dans la physionomie, dans le caractère et les manières des individus d'une même famille.

9. Le plus ou moins de vigueur comparative des individus qui s'accouplent, détermine ordinairement la nature du sexe du nouveau-né. Ainsi, on a plus de mâles si l'on accouple des individus vigoureux, bien nourris, et dans l'âge de la force, avec des femelles faibles, fort jeunes, ou trop âgées, et l'on a plus de femelles lorsque le contraire a lieu.

10. Si une femelle est fécondée par un mâle d'une espèce différente, il en naîtra

des métis ou hybrides dont la conformation tiendra de celle du père et de la mère.

11. Les enfans mulâtres naissent de l'accouplement d'un blanc avec une négresse et *vice versa*. On peut pourtant, par des combinaisons particulières, ramener à l'une des deux sources les métis provenant de ce croisement.

12. Les animaux qui n'ont qu'un seul sexe, *unisexuels*, tels que les vertébrés et les insectes, ne peuvent se multiplier que par l'accouplement du mâle avec la femelle. Les poissons, les grenouilles, plusieurs mollusques et quelques insectes font exception à cette règle générale ; car la fécondation de leurs germes n'a lieu qu'après la ponte.

13. Quoique les mollusques du genre *hélices* réunissent en eux les organes gé-

nitaux de deux sexes, ils ne peuvent se suffire à eux-mêmes, et ils ont besoin du concours de deux individus qui se fécondent réciproquement et en même temps. Les bulimes, quoique hermaphrodites, ne peuvent se féconder en même temps à cause de l'éloignement de leurs parties génitales qui ne permet pas un coït double.

14. Les animaux qui ont les deux sexes réunis, mais qui sont pour la plupart privés des moyens de locomotion, peuvent se féconder d'eux-mêmes. Aussi le vrai *hermaphrodisme* n'a lieu que dans les zoophytes, et notamment dans les *aseidies*, les *oursins*, les *mollusques bivalves*, etc.

15. La plus grande partie des insectes ne s'accouple qu'une seule fois dans le cours de leur vie. La mort est la suite si

inévitable de leur premier plaisir qu'on peut prolonger leur existence vitale, en retardant leur accouplement.

16. L'accouplement n'a lieu qu'à de longs intervalles dans les animaux dont le corps maigrit beaucoup, quand ils entrent en amour. Leur amaigrissement est d'autant plus marqué que le temps entre un accouplement et l'autre est éloigné.

17. Lorsqu'un animal tend ardemment à l'acte de la reproduction, il devient inquiet, il s'agite, perd son repos et maigrit; une chaleur, une titillation insolite le tourmentent; il éprouve un surcroit de puissance vitale; il voudrait la transmettre, il sent enfin qu'il ne se suffit pas.

18. Toutes les femelles préfèrent, pour le coït, les mâles forts et courageux aux faibles et timides; on dirait presque que

la faiblesse des unes aspire à la force des autres.

19. Pour la nature, la conservation de l'espèce est d'une telle importance qu'elle invite tous les êtres vivans à l'acte de la reproduction par l'attrait du plus vif plaisir, précédé d'un besoin impérieux et même très-pénible (1).

20. L'orgasme particulier, voluptueux et comme électrique, qui s'empare de tout notre être, au moment de l'éjaculation du sperme, est toujours suivi de las-

(1) L'importance de la propagation et conservation des êtres vivans est telle qu'il n'y a pas de plaisir plus vif et plus entraînant que celui qui accompagne l'accouplement. La nature base toujours la proportion de la douleur qui précède, et du plaisir qui suit une fonction quelconque, d'après son importance : nous voyons en effet cette règle se suivre pendant le cours de toute notre carrière vitale, pour satisfaire et accomplir tous nos besoins ; aussi la douleur de la faim précède le plaisir de l'alimentation, la douleur de la fatigue précède le plaisir du repos, etc. Enfin, nous nous sentons entraînés par la voie de la peine comme par l'attrait du plaisir à l'accomplissement des fonctions dont dépendent notre existence et notre conservation. *Le Trad.*

situde et d'abattement général plus ou moins prononcés.

21. Dans les différentes classes d'animaux, la fécondité est presque toujours en raison directe de la fragilité de leur organisation, de la rapidité de leur croissance, et de la courte durée de leur carrière vitale. On pourrait presque affirmer que la faculté régénérative des espèces va toujours en diminuant d'intensité par gradation, en suivant l'échelle zoologique depuis les zoophytes jusqu'aux mammifères.

22. Presque tous les animaux ont une ou plusieurs époques fixes dans l'année pour être en rût et pour engendrer. L'homme seul éprouve la douceur ou la violence de l'amour sans qu'une saison de l'année plutôt que l'autre le pousse vers l'acte de la copulation (1).

(1) Quoiqu'il paraisse que l'homme soit en tout temps disposé au

23. Tous les mammifères sont vivipares et nourrissent leurs enfans avec le lait de leurs mamelles. Chez tous la copulation se fait moyennant l'introduction du pénis en érection dans le vagin.

24. Les animaux vivipares sont généralement plus grands que les ovipares ; mais ils sont moins féconds que ces derniers : aussi l'éléphant, le rhinocéros, le bœuf, le cheval, la baleine, le dauphin, le narval, etc., n'engendrent ordinairement qu'un seul petit et rarement deux à la fois.

coït, et que la femme puisse être également fécondée en toute saison, néanmoins il faudrait savoir si dans l'état de nature ou primitif, l'espèce humaine n'avait point comme les autres animaux, une époque dans l'année plus favorable qu'une autre pour sa propagation.

Il est certain que tous les animaux ont un temps marqué pour se reproduire. Les *oiseaux* ont le printemps ; plusieurs espèces de *poissons*, et notamment les *carpes*, les plus grandes chaleurs de l'été ; d'autres poissons entrent en ardeur en avril et en mai ; les *chats* en janvier, mai et septembre ; les *chevreuils* dans le mois de décembre ; les *chevaux* dans l'été ; les *renards* et les *loups* en janvier, les *cerfs* en septembre et octobre ; presque tous les *insectes* en automne, etc.

Le Trad.

25. Chez les ovipares lorsque l'œuf est détaché de l'ovaire, il traverse l'oviducte, où il se couvre d'albumen de quelque membrane et de l'écale, pour sortir ensuite par l'ouverture commune aux excrémens.

26. Tout œuf doit être fécondé pour donner naissance à un être vivant (1).

27. Chaque partie d'un embryon, considérée isolément ou dans son ensemble, parcourt, en se développant, une série d'états successifs qui présentent des changemens très-remarquables dans son organisation : et c'est par degré que se prononcent les caractères propres à chaque animal.

28. Chez quelques insectes, chez beaucoup de mollusques, chez les grenouilles

(1) Voy. clas. 11, gen. 11, de la gestation, loi 1.

et chez plusieurs espèces de poissons l'accouplement n'a pas lieu ; les œufs déjà pondus sont arrosés par l'humeur prolifique du mâle et se trouvent ainsi fécondés à l'extérieur. Il y a pourtant des poissons qui sont ovipares , tels que l'ascite , l'anguille , le cobite et quelques autres.

GENRE DEUXIÈME.

DE LA GESTATION.

Conditions qu'exige la gestation, son commencement : analogie
entre l'œuf des mammifères et celui des ovipares. — Phénomènes
relatifs à l'état de l'utérus pendant la grossesse. — Tissu primordial de l'œuf. — Rapports du fœtus avec la mère. — Particularités de la vie embryonaire. — Durée de la gestation chez
les différens animaux. — Accouchement. — Différences organiques entre le fœtus et l'adulte.

1. La gestation n'a lieu que dans la
génération vivipare. Elle est toujours le
résultat de la fécondation du germe ; elle
commence du moment que l'ovule se

greffe sur un point de la surface interne de l'utérus.

2. Le germe des animaux dont la structure est plus compliquée, passe dans son développement successif par les différens degrés de l'organisation, depuis l'animal le plus simple dans l'échelle zoologique jusqu'à celui qui caractérise l'espèce à laquelle il appartient (1).

3. L'œuf de tout mammifère présente une analogie complète, quant à son plan fondamental, avec celui des ovipares. Cette analogie se continue de même sous beaucoup de rapports pendant toute la durée de son développement (2).

(1) Ce théorème est encore en question parmi les physiologistes. Il est à désirer que le docteur Coste, qui s'occupe si avantageusement de l'embryogénie, et le professeur Laurent, dont les vues philosophiques sur l'anatomie générale sont si utiles à la physiologie, puissent résoudre par leurs savantes recherches, appuyées à des faits sûrs et constans, une question si importante. *Le Trad.*

(2) Cette loi est entièrement fondée sur les importans travaux de M. Coste, relatifs à la génération des mammifères. D'après les der-

4. Les vivipares sont les seuls animaux qui ont une matrice, dont l'office est de contenir un ou plusieurs fœtus, ainsi que de leur fournir pendant tout le temps de la

...nières recherches de ce physiologiste, il est démontré d'une manière évidente que les vésicules de Graaf ne sont autre chose que des cellules du tissu de l'ovaire, distendues par un liquide particulier tenant en suspension un petit corps sphérique, et dont la composition est en tout semblable à celle de l'œuf des oiseaux. Ce petit corps présente en effet : 1° une enveloppe extérieure transparente et analogue à la membrane du jaune ; 2° cette enveloppe renferme une masse grisâtre, à l'instar du jaune ou *vitellus* ; 3° enfin à la surface de cette masse grisâtre, on voit une petite vésicule transparente semblable à ce qu'on désigne chez les oiseaux sous le nom de vésicule de Purkinje, et qui disparaît lorsque l'œuf est arrivé dans l'oviducte. Alors le vitellus se transforme en une lame vésiculeuse, dans un point de laquelle on voit d'abord naître l'embryon, et plus tard ses vaisseaux. Cette vésicule de formation nouvelle est l'analogue du *blastoderme* des oiseaux ; et comme ce dernier, elle se convertit en ce qu'on connaît sous le nom de vésicule ombilicale. Enfin, lorsque, par suite des développemens successifs, qu'il ne nous est pas possible d'indiquer dans une simple note, l'embryon a acquis un certain degré d'accroissement, M. Coste a vu la vessie ovo-urinaire se prolonger hors de l'abdomen, se diriger vers un point déterminé de la matrice, pour s'y implanter en perforant la membrane vitellus, et donner naissance au placenta qui se trouve ainsi pourvu des vaisseaux qu'il supporte, et qui ne commencent à croître que lorsque l'adhérence s'établit. Le placenta est donc le résultat de l'application de la vessie ovo-urinaire sur un point de la matrice. Cette vessie ovo-urinaire se développe tout-à-fait comme celle des oiseaux. *le Trad.*

grossesse les matériaux propres à leur nourriture et à leur développement.

5. Pendant la gestation, l'utérus augmente graduellement de volume; son tissu devient plus épais et plus prononcé dans son organisation; il s'y porte plus de sang que dans l'état de vacuité; il change de forme, finit par devenir presque rond et son orifice vaginal se resserre.

6. Lorsque l'utérus renferme le produit de la fécondation, il devient un centre d'activité vitale qui étend son influence sur toute l'économie, et notamment sur les mamelles et sur l'estomac.

7. Tout être vivant est presque fluide avant d'acquérir uue forme organique quelconque. Son tissu primordial est globulo-gélatineux, incolore; ses appareils et ses organes ne se développent que par degrés.

8. Le fœtus, pendant toute sa vie embryonaire, se trouvant enveloppé dans ses propres membranes, n'a aucune communication avec l'air extérieur.

9. Tant que dure la gestation, le fœtus communique avec la mère, et lui est uni par le moyen du placenta et du cordon ombilical. Il en reçoit le sang nécessaire à sa nutrition et à son développement; et le sang qui lui est superflu retourne à la mère (1).

10. Après le quatrième mois de la grossesse, la quantité de l'humeur de l'amnios est en raison inverse du développement de l'embryon humain.

11. Plus le fœtus s'approche du terme de sa naissance, plus son développement organique est rapide.

(1) *Voy.* clas. 1, ord. 1, gen. 11, de la circulation du sang, loi 3o.

12. L'organisation de l'embryon varie notablement depuis la fécondation du germe jusqu'au moment de sa naissance : cette variété est plus remarquable dans les premières époques de la gestation que dans les dernières.

13. Quand le fœtus humain est arrivé à son septième ou huitième mois, il est viable, et peut recevoir le jour : cependant le terme ordinaire de la grossesse, chez la femme, est le dixième mois lunaire, c'est-à-dire, deux cent quatre-vingts jours après la fécondation du germe.

14. La durée de la gestation varie selon les différentes espèces des animaux vivipares (1).

15. La vie fœtale cesse lorsque la vie

(1) La jument et l'ânesse portent onze mois et demi environ; la vache et plusieurs espèces de singes, neuf mois; l'éléphant et les cétacées, dix mois; la chienne, soixante-six jours; la truie, quatre mois; le lièvre et le lapin, trente jours, etc.   *Le Trad.*

extra-utérine, due au complément de l'organisation, peut entrer en activité : alors le fœtus, qui jusque-là vivait en parasite sur l'utérus, s'en détache et en est expulsé. Dès cet instant il respire, et il vit par lui-même.

16. L'expulsion du fœtus, à l'époque de l'accouchement, est produite spécialement par les contractions de l'utérus, ainsi que par celles du diaphragme, des muscles abdominaux et pélviens. Toutes ces contractions se réveillent graduellement, par intervalles, et avec plus ou moins de force selon les circonstances particulières.

17. Dans les dernières souffrances de l'enfantement aucun autre besoin ne se fait sentir plus impérieusement que celui d'expulser le fœtus.

18. A l'approche de l'enfantement, les mamelles, qui avaient augmenté de vo-

lume pendant la grossesse, élaborent le lait avec bien plus d'activité que vers les premiers mois de la gestation.

19. Plus on approche du terme de la gestation, plus la sérosité du lait est chargée de phosphate calcaire ; *et vice versâ*.

20. Les différentes parties nutritives du lait augmentent dans une proportion progressive du moment de l'accouchement jusqu'à l'époque du sevrage (1).

21. Après l'accouchement, l'utérus, chez la femme, revient graduellement sur lui-même ; au bout de deux ou trois semaines, il a repris toutes ses premières dimensions ; et un écoulement d'abord sanguin, puis rougeâtre et enfin blanchâtre, *lochies*, se fait par le vagin pendant quelque temps.

22. L'organisation et les proportions

(1) *Voy.* clas. 1, gen. v, des sécrétions, lois 24, 25, 26 et 27.

des diverses parties du fœtus humain,
pendant toute la vie embryonaire, ne
sont point les mêmes que celles de l'adulte.
La tête du fœtus est très-grosse en proportion de tout le corps, notamment dans
les premiers mois de la gestation. Le foie,
les glandes surrénales, et surtout la glande
thymus, sont très-développés. Les testicules, avant le septième mois, se trouvent
renfermés dans l'abdomen; la pupille
est couverte par une membrane mince et
particulière, *pupillaire*; l'estomac a une
direction presque perpendiculaire, et les
gros intestins diffèrent peu des intestins
grêles.

23. Dans le fœtus, il ne s'opère pas de
vraie digestion; les poumons sont fort peu
développés et la respiration est nulle (1).
Le sang du fœtus, selon toute apparence,

(1) *Foy.* clas. 1, gen. III, de la respiration, lois 9 et 10.

est le même dans les artères que dans les
veines. La circulation du sang ne s'exécute pas chez le fœtus comme dans l'a-
dulte (1). Ordinairement le fœtus n'a
point de dents, et ses cheveux poussent
à peine. Les systèmes osseux et cartilagineux sont encore confus ; et à mesure
que le premier se forme, le second se
resserre ; toutes les apophyses sont épi-
physes ; les os du crâne n'étant pas encore
bien développés et unis, laissent entr'eux
des vides particuliers, *fontanelles* (2) ;
enfin, la vie et la nutrition du fœtus tiennent encore à celles de sa mère.

(1) *Voy.* clas. 1, gen. 11, de la circulation du sang, lois 41 et 42.

(2) *Voy.* clas. 1, gen. 6, de la nutrition, lois 38 et 39.

DES TEMPÉRAMENS ET DES RACES OU VARIÉTÉS DE L'ESPÈCE
HUMAINE.

Généralités sur les tempéramens. — Des tempéramens sanguin,
bilieux, flegmatique, athlétique, mélancolique, nerveux et mixte.
— Des races humaines, caucasienne, hyperboréenne, mongo-
lienne et éthiopienne.

1. Les climats, les habitudes, la nourriture, la religion, l'état d'esclavage, et
plusieurs autres circonstances qui nous

environnent et nous touchent de toutes parts, peuvent altérer, et modifier notre tempérament individuel; mais elles ne pourront jamais parvenir à le détruire ou à le changer entièrement. Le fond du tempérament originel est toujours identifié avec l'organisation elle-même, car il nous vient avec la fécondation du germe.

2. En comparant l'homme avec l'homme, on rencontre souvent des traits caractéristiques qui ne permettent pas de les confondre ensemble, ni par ses formes extérieures apparentes, ni par les fonctions qui lui sont propres, ni par ses facultés intellectuelles, morales et affectives.

3. Il y a toujours un rapport plus ou moins prononcé entre les formes extérieures du corps, la direction de ses mouvemens, le caractère de ses penchans,

et la formation et la nature de ses habitudes ordinaires.

4. Les individus doués d'un *tempérament sanguin* ont la peau fine, d'une belle couleur vermeille ; leurs muscles sont bien prononcés ; leur taille est svelte ; ils ont une grande capacité de poitrine, les mouvemens vifs, et libres ; le poil ordinairement blond ; leur pouls est plein, fort, fréquent et régulier, ce qui indique chez eux une pléthore artérielle. Leur moral est avantageusement développé ; leur idées sont promptes, mobiles, gaies ; leurs imagination est vive, mais superficielle ; leur naturel est bon, enjoué, mais inconstant. L'homme qui a ce tempérament est distrait, humain, franc, confiant, généreux, enfin il est heureux.

5. Le *tempérament bilieux* paraît fondé sur un état particulier des viscères abdo-

minaux, et plus particulièrement de l'appareil biliaire. La peau du colérique est d'une couleur parfois jaune-olivàtre ; sa taille est moyenne, ses muscles sont vigoureusement prononcés, sa figure acariâtre ; ses yeux sont le plus souvent saillans, gros ; l'albugine est ordinairement injectée de sang ; ses cheveux sont noirs, crépus, courts ; ses gesticulations sont brusques, rapides ; sa démarche est mesurée ; chez lui la pléthore veineuse est dominante. L'homme doué de ce tempérament a du génie, du courage, un raisonnement juste, des passions vives, violentes, orageuses même ; il est colère, irritable, vindicatif, cruel, il prête une attention prolongée à toute opération importante ; il est enfin dominé par un sentiment habituel de mal-être et d'inquiétude qui empoisonne toute son existence.

6. Le *tempérament phlegmatique* ou *pituiteux* est le partage des individus grands, mais mal bâtis ; ils ont les articulations grosses, saillantes, les membres arrondis, lourds ; la fibre molle, le système lymphatique-glandulaire très-développé ; ils ont la peau décolorée, diaphane, onctueuse, l'œil terne, sans expression ; la physionomie hébétée, froide, indécise, la circulation du sang régulière, mais lente, la chaleur animale faible, et la digestion pénible, incomplète. Ces individus ont un caractère indolent, phlegmatique, paresseux ; leurs facultés intellectuelles sont ordinairement très-bornées ; leurs idées sont parfois assez claires ; chez eux, l'imagination est froide et inactive. Leur raisonnement est assez juste.

7. Le *tempérament musculaire* ou

athlétique est établi sur la prédominance marquée du système charnu. Les hommes doués de ce tempérament ont une taille moyenne, la poitrine carrée, les muscles fortement dessinés, compactes, les membres vigoureux, les articulations serrées; la tête petite, les cheveux noirs, épais, la peau obscure, velue; la figure large, le pouls fort, plein, régulier, la démarche assurée, la voix forte et sonore. Les facultés intellectuelles qui accompagnent un tel physique sont ordinairement fort peu développées : point de génie, ni d'imagination, peu de sensibilité, point d'ambition; aucune habitude physique n'est dominante chez les individus athlétiques; leur raisonnement est juste.

8. Le *tempérament mélancolique* est le triste apanage de ceux chez qui le système nerveux, est ganglionnaire fort sensi-

ble, et combiné à un appareil gastrique très-développé. Ils ont la figure alongée, triste, immobile, d'une couleur pâle, ictérique, les cheveux châtains, l'œil fixe; ils sont taciturnes; leurs mouvemens sont lents, indécis; leur démarche est embarrassée, leur appétit est déréglé; leurs digestions sont accompagnées de flatuosités, de borborigmes; ils sont tourmentés tantôt par une constipation opiniâtre, tantôt par la diarrhée. Leur pouls est petit, fréquent; leur poitrine est serrée. Les personnes douées de ce tempérament ont ordinairement une intelligence claire, profonde, de la persévérance et de l'attention dans l'étude; mais elles sont égoistes, opiniâtres, d'une ambition démesurée, jalouses, méfiantes, dissimulées, fausses; leur caractère est chagrin; elles sont passionnées;

leurs idées tristes et noires les portent au
mysticisme, à la solitude, au délire et
au suicide.

9. *Le tempérament nerveux* se révèle
dans les individus d'une taille moyenne,
ayant la tête volumineuse, les contours
délicats, grêles, l'œil vif, spirituel, le teint
pâle, la physionomie significative, et les cheveux ordinairement noirs. Leur pouls est
fréquent, petit; leur digestion se fait lentement et avec peine; les mouvemens sont
prompts et variés. Ils ont toujours beaucoup d'intelligence et d'esprit naturel;
leurs idées sont variables et se succèdent
avec rapidité. Ils sont faciles à rire comme
à pleurer pour des riens; leur mobilité
nerveuse est si prononcée, qu'ils passent
promptement de l'amour à la haine; ils
sont impatiens, et parfois courageux.

10. Une prédominance prononcée d'un

ou de plusieurs appareils, sur l'état général de l'organisme, spécialement sur les centres nerveux, détermine le tempérament individuel: aussi l'équilibre parfait de tous les appareils, soit dans leur volume, organisation, etc., soit dans l'harmonie de leurs fonctions respectives, offre le vrai tempérament *moyen* ou mixte; le *temperamentum temperatum* des anciens. La constitution animale la plus parfaite est celle qui s'approche le plus de ce type presque idéal.

11. Le genre humain conserve toujours les mêmes caractères fondamentaux, le même type commun de l'espèce : aussi les variétés qu'offrent les différens peuples ne sont-elles que des nuances, des modifications superficielles d'une entité qui n'entame le type homme que pour ne

donner lieu tout au plus qu'à de simples variétés.

12. Les variétés de l'espèce humaine, ainsi que celles de plusieurs animaux, une fois établies, peuvent bien continuer pendant quelque temps dans les formes qui les caractérisent; mais après dix à douze générations, une tendance naturelle les fait revenir à leur type fondamental.

13. Les formes internes et externes de l'homme se modifient selon les différentes régions qu'il habite; ainsi la structure et la direction des os, le volume de la tête et des muscles, la teinte de la peau, la longueur et la couleur des poils, les traits de la physionomie, les rapports des fluides aux solides, etc., apportent de notables variétés dans les races humaines; ce qui nous porte à croire que la nature du ter-

rain, la qualité des eaux et des alimens, l'état météorique habituel de l'atmosphère, et plusieurs autres circonstances réunies, sont les véritables causes qui déterminent les différentes variétés du genre humain.

14. Chaque peuple des principales divisions du globe a une forme, une couleur, des traits particuliers qui lui assignent une place dans les races ou variétés de l'espèce humaine.

15. Le *Caucasien* a le visage ovale, vertical ou le front fort peu incliné en arrière, le nez alongé, droit, les cheveux et les poils flexibles, plus ou moins longs, d'une couleur variable du noir foncé au blond, et même au rouge; sa peau est blanche rosée, ses lèvres vermeilles, le crâne volumineux, et sa taille, de 17 à 22 décimètres, est svelte.

16. L'*Hyperboréen* a la peau onctueuse d'un jaune brun, le visage plat,
raccourci, l'angle facial de 76 à 80 degrés,
le nez épaté, les oreilles larges, pendantes,
les cheveux noirs, courts et plats, la taille
petite, l'air stupide, etc.

17. Le *Mongolien* a la taille moyenne,
le visage large, raccourci, plat, le nez
écrasé, les pommettes saillantes, les yeux
petits, écartés l'un de l'autre, et inclinés
vers le nez, la peau brune, cuivreuse, et
le crâne conique.

18. L'*Ethiopien* a la peau olivâtre ou
noire, onctueuse; sa taille est de cinq
pieds environ; il a les cheveux et les
poils fins, crépus, courts, lanugineux,
le crâne petit, le trou occipital reculé,
le front incliné en arrière, le visage
alongé et avancé, l'angle facial de 70 à
75 degrés, le nez gros, épaté, les lèvres

fort épaisses, proéminentes, les oreilles détachées, le menton rentrant, la voix grêle (1) et la sueur fétide, ammoniacale.

(1) Les grandes divisions dans lesquelles j'ai classé le genre humain sont susceptibles d'être subdivisées en plusieurs autres variétés tirées spécialement des différences extérieures. Ainsi, *Malte-Brun* reconnaît quatorze races d'hommes; *Duméril* et *Virey* en distinguent six principales; *Cuvier* n'en admet que trois; *Dumoulin* en suppose onze, et *Bory de Saint-Vincent* ne trouve pas de difficulté à porter à quinze le nombre d'espèces du genre humain. Le lecteur qui désirerait avoir de plus amples détails sur l'homme, peut consulter l'excellent *Essai zoologique sur le genre humain*, du colonel Bory de Saint-Vincent : il y trouvera de nombreuses observations d'un grand intérêt sur cet argument, et notamment sur l'unité ou la pluralité du genre humain.

TABLEAU SYNOPTIQUE PREMIER. — Classification physiologique.

CLASSE PREMIÈRE.

Fonctions conservatrices de la vie, et relatives à l'individu.

ORDRE PREMIER.

Fonctions de la vie interne, ou de nutrition.

GENRE PREMIER. Digestion.
II. Circulation du sang.
III. Respiration.
IV. Absorption et exhalation.
V. Sécrétion.
VI. Nutrition.
VII. Calorification.

—

ORDRE DEUXIÈME.

Fonctions de la vie animale, ou de relation.

GENRE PREMIER. Sensation.
II. Facultés intellectuelles.
III. Mouvemens volontaires
IV. Voix.

TABLEAU SYNOPTIQUE DEUXIÈME. — Classification physiologique.

CLASSE DEUXIÈME.

Fonctions génératives et relatives à l'espèce.

ORDRE PREMIER.

Fonctions propres au sexe masculin.

> **GENRE PREMIER.**
> Phénomènes organiques qui arrivent à l'homme et aux animaux mâles à l'époque de la puberté
> II.
> Fonctions des organes génitaux, chez les mâles.
> III.
> Effets de la castration.

ORDRE DEUXIÈME.

Fonctions propres au sexe féminin.

> **GENRE PREMIER.**
> Phénomènes organiques qui arrivent chez la femme et les femelles de plusieurs animaux, à l'âge de la fécondation.

ORDRE TROISIÈME.

Fonctions relatives à l'union des deux sexes, et au produit qui en résulte.

> **GENRE PREMIER.**
> De la génération.
> II.
> De la gestation, du fœtus et de l'accouchement.

*Tableau synoptique du docteur Skine, ajouté à la traduction anglaise des Lois physiologiques,
par le docteur Mojon. — Londres, 1827.*

TABLEAU PHYSIOLOGIQUE DE L'HOMME.

Homme.	Sensations	Impressives.	Tact, Vue, Ouïe. Goût, Odorat.
		Expressives.	Contractions. Volitions, Désirs. Aversions. Passions.
		Sympathisantes ou idéales.	Mémoire. Association. Attention, Raison. Imagination.

Homme. { Fonctions nutritives. {

Circulation. { Artérielle. / Veineuse. / Placentale. / Pulmonaire. / Hépatique.

Sécrétions. {
Alimentaires. . . . . { Salivaire. / Gastrique. / Pancréatique. / Biliaire. / Mésentérique.
Excrémentitielles. . . . . . . { Urinaire. / Perspiratoire. / Onctueuse. / Sebacée.
Préservatives. . . . . { Larmes. / Sérum. / Mucus. / Synovie. / Graisse. / Sperme.

Digestion. { Mastication. / Déglutition. / Chylification. / Absorption. / Ejection.

LOIS ADDITIONNELLES

1. L'existence vitale des êtres suit un cours déterminé et continu qui les soumet à une métamorphose régulière non interrompue. Elle commence par la génération et finit par la mort. Page 3.

2. La perfection intérieure, et l'harmonie que présente l'extérieur de l'organisme animal

avec le monde objectif, sont dus en grande partie à l'action des modificateurs ambiants. Page 5.

3. Les différentes parties d'un animal quelconque sont d'autant plus subordonnées les unes aux autres, et liées dans leurs rapports réciproques d'action, que l'animal appartient à une classe plus élevée de l'échelle zoologique. Page 6.

4. Tout être organisé formant un ensemble, dont toutes les parties se correspondent mutuellement, aucune d'elles ne peut changer sans que les autres changent aussi. *Id.*

5. Les besoins sont plus ou moins impérieux suivant l'importance de la fonction à laquelle ils se lient. Ils surviennent d'une manière périodique, et ils sont soumis à l'influence de l'habitude, qui peut à la longue les rendre plus vifs ou les émousser, mais qui ne saurait jamais les faire taire complétement. Page 10.

6. La sécrétion lacrymale augmente jusqu'à produire le larmoiément, toutes les fois que le moral est ébranlé par la tristesse, la douleur, la compassion ou la joie, etc. Page 82.

7. L'urine pendant la gestation contient moins de phosphate de chaux et d'acide urique que dans l'état naturel. Page 90.

8. Toutes choses égales d'ailleurs, il se forme plus de graisse sous l'influence de la nourriture végétale que sous celle des aliments provenant du règne animal. Page 94.

9. Dans la fécondation l'atome vésiculaire ou globuleux élémentaire passe de l'état de *dilution* ou de suspension dans un dissolvant quelconque, à celui de tissu rudimental solide, pour donner lieu successivement aux différents systèmes organiques plus ou moins composés. Page 98.

10. Chaque tissu d'un animal jouit d'une attraction ou affinité élective pour des principes

particuliers du fluide nourricier qui le parcourt : ainsi, par exemple, les muscles s'approprient la fibrine, les os le phosphate calcaire, les reins les matériaux de l'urine, le foie de la bile, etc. Page 101.

11. L'habitude d'exercer un organe le développe ; ce même organe, faute d'exercice, se rapetisse de plus en plus et finit quelquefois par disparaître. Page 103.

12. Dans un os long qui se développe par trois points principaux d'ossification, c'est l'extrémité vers laquelle se dirige le conduit nourricier qui se soude la première avec le corps de l'os. Page 108.

13. Toute sensation est d'autant plus nette et d'autant plus étendue, que les appareils sensoriaux ont été mieux exercés. Page 123.

14. Il y a certaines impressions sur les organes des sens qui retentissent dans tout le système sensible ; elles élèvent l'esprit, exaltent et

modifient les affections morales et intellectuelles. Page 149.

15. Nous parvenons, au moyen de notre
imagination, à créer à volonté des êtres à mille
formes variées ; nous pouvons assister à des
spectacles tristes ou gais, brillants ou lugu-
bres, qui n'ont d'autre existence réelle que
dans notre esprit. Page 175.

16. La possession du plaisir avec absence
de peine constitue le vrai *bonheur*, qui sera
toujours proportionné à la somme des plaisirs
goûtés et des peines évitées. Page 176.

17. Les *désirs*, ou les sentiments qui nous
font rechercher une satisfaction particulière,
supposent toujours la connaissance de l'objet ou
de l'événement souhaité. Page 118.

18. L'émotion connue sous le nom d'*espérance* a lieu lorsqu'une promesse ou l'aspect
d'une circonstance heureuse vient à l'appui
d'un désir préexistant. *Id*.

19. L'homme est principalement redevable du développement de la sensibilité morale et physique à l'extension des relations orales qui s'établissent entre lui et ses pareils. Page 218.

20. Il existe un rapport nécessaire et déterminé entre le développement de l'utérus et le temps de la gestation. Plus le germe est susceptible d'acquérir d'aptitude, plus la matrice devient capable de s'agrandir pour le renfermer. Page 240.

21. Dans l'immense majorité des cas, les corps organisés naissent de corps semblables à eux, de sorte que la faculté de se reproduire forme le caractère principal de la nature vivante. Page 241.

22. L'aptitude d'engendrer des êtres capables de reproduire leurs semblables est le seul *criterium* infaillible de la légitimité de l'espèce. Page 142.

23. Dans les animaux à sexe séparé, la fe-

melle fournit les œufs et le mâle un fluide fécondant; et c'est de l'application de ce fluide sur les œufs que résultent les germes. Page 243.

24. Chez les animaux hermaphrodites il y a un organe femelle qui produit les œufs et un organe mâle qui donne le fluide fécondant; ces deux organes émettent séparément leur produit dans un lieu qui leur est commun; et la fécondation se fait de même que dans les cas précédents. *Id.*

25. L'abstinence complète des plaisirs vénériens nuit plus, toute chose égale, à l'organisme entier de la femme qu'à celui de l'homme. Page 248.

26. L'usage modéré du coït est indispensable chez les deux sexes au maintien de la santé, la nature n'ayant créé aucun organe pour le condamner à un repos absolu. Le coït produit une réaction générale qui met en jeu tous les actes de la vie et en stimule l'exercice. Page 249.

27. L'être nouveau, qui est le résultat d'une génération, se présente toujours sous une première forme qui n'est jamais celle qu'il aura après son entier développement. Page 254.

28. L'ouïe, toute chose égale d'ailleurs, est d'autant meilleure et fine que la caisse crânienne est plus mince et plus vibrante aux impressions des ondes sonorifères (1). Page 142.

(1) Voyez p. 142, loi 34. M. le baron Larrey, inspecteur du service de santé militaire, avait déjà fait sur un blessé qu'il avait trépané des expériences du plus haut intérêt, tendant à prouver que les sons et même la parole peuvent parvenir à l'ouïe par les os du crâne sans passer par le canal auditif.

En 1838, je traitais, dans mon service, à l'hôpital militaire du Gros-Caillou, un officier de la garnison qui, depuis quatre ans, avait perdu tout à fait l'audition par l'oreille gauche à la suite d'une otite chronique. En posant sa montre du côté du verre sur tous les os du crâne alternativement, il en entendait à merveille le mouvement. On ne doit pas être surpris de ce phénomène; en effet, comment expliquerions-nous sans cela l'audition chez les poissons à branchies libres, dont toutes les parties de l'oreille se trouvent renfermées dans le crâne sans aucune communication à l'extérieur? L'anatomie comparée nous apprend aussi que les tatous et les phoques sont presque dépourvus d'oreille externe, et il y a certains reptiles où tout l'appareil de l'audition est renfermé dans le crâne sans communication avec l'air extérieur. Chez les chondroptérygiens, le conduit auditif est complétement fermé par une membrane et par la peau.

Dans le N° 25, année 1838, la *Gazette Médicale*, p. 395, rapporte un cas d'absence du conduit auriculaire des deux côtés sans diminution considérable de l'ouïe.

TABLE DES MATIÈRES

FIN.